내 몸이 보내는 이상신호가 나를 살린다

내 몸이 보내는

이상신호가

나 를

살린다

이시하라 유미 지음 | **박현미** 옮김

전나무숲

생명은 짧은 것이 아니라 스스로 단축하는 것이다.

_ 고대 로마 철학자 세네카

게으른 사람이 천수를 누리는 것을 본 적이 없다.

_ 아브하지아 속담

문고리가 끊임없이 여닫히면 녹슬 일이 없다. 사람도 마찬가지다.
움직임이 많으면 병에 걸리지 않는다.

_ 중국 속담

존경받고 싶으면 말을 너무 많이 하지 말고,
건강해지려면 많이 먹지 마라.

_ 아제르바이잔 속담

노화란 열의나 살아가는 신념, 그리고 진보를 향한
의욕이 저하되는 것이다.

_ 훈자 지역 속담

어떻습니까? 모두 진리에 버금가는 금언이라 생각되지 않습니까?
선인의 말을 가슴에 새기며 이 책을 읽다 보면 당신은 어느 새 자신
의 건강을 적극적으로 지키고, 병에 걸려도 스스로 고칠 수 있는 자
신의 주치의가 되어 있을 것입니다.

몸이 보내는 이상신호에 귀 기울여
자연치유력을 되살려라

병에 걸리지 않고 살 수만 있다면 얼마나 좋을까? 하지만 현실적으로 병에 걸리지 않는 인간은 상상할 수조차 없다. 놀라운 점은 지구상의 동물 중에서 병에 걸리는 것은 오직 인간과 애완동물뿐이라는 것이다. 야생동물은 다쳐서 상처가 나는 일은 있어도 병에 걸리는 일은 드물다.

그렇다면 인간과 애완동물의 공통점은 무엇일까? 바로 공복이 아닌데도 끼니때가 됐다는 이유로 밥을 먹거나, 식욕이 없어도 끼니를 챙겨 먹는 것이다. 게다가 운동량은 턱없이 부족하다.

반면 백수의 왕 사자는 먹잇감이 발견되면 몇 km나 되는 거리를 전속력으로 쫓아다니지만, 사냥에 성공하는 것은 대여섯 번에 한 번이고 배를 채우는 것은 고작 사나흘에 한 번뿐이다(다른 동물이야 말할 필요도 없다). 야생동물은 이렇게 종일 돌아다니면서 근육을 움직이고(체온이 높아진다) 오랜 시간 공복에 가까운 상태로 있어도 아주 특별한 원인이 없는 한 병에 걸리지 않는다. 드물긴 하지만 만약 병에 걸리거나 상처가 나면 꼼짝하지 않은 채 공복 상태에서 열을 내어 자신의 몸을 치료한다. 이것은 체온 상승과 공복 상태야말로 면역력을 높이고 병을 예방해준다는 것을 의미한다.

우선 '면역'이라는 말을 간단하게 이해하자면 '혈액이라는 바닷속을 맘껏 헤엄쳐 다니는 단세포 생물, 즉 백혈구가 지닌 힘'을 말한다. 그럼 '면역력이 높아진다', '면역력이 저하된다'는 건 어떤 의미일까?

　사람이 만복 상태가 되면 혈액 안에 당분, 지방, 비타민, 미네랄과 같은 영양분이 많아지고, 그 영양분을 먹는 백혈구도 덩달아 배가 불러진다. 그래서 외부에서 병원균이나 알레르겐이 침입하거나 몸 안에서 암세포가 발생해도 백혈구가 이 침입자들을 제대로 먹으려고 하지 않는데, 이것이 곧 '면역력이 저하된 상태' 다. 반대로 공복일 때는 혈액 안의 영양소가 부족하니 백혈구도 배가 고파 병원균, 알레르겐, 암세포 등을 먹으려는 활동이 왕성해진다. 즉 면역력이 높아진다. 그래서 인간이나 동물의 몸은 병이 나면 식욕을 떨어뜨려 백혈구를 배고픈 상태로 만듦으로써 면역력을 높이고 병을 고치려 하는 것이다.

　면역력은 체온과도 관련이 깊다. 즉 체온이 평소보다 1℃ 내려가면 면역력은 30% 이상 저하되고, 반대로 평소보다 1℃ 올라가면 면역력은 5~6배나 향상된다. 추울 때는 몸이 얼어붙어 운동 능력이 떨어지지만 따뜻할 때는 활발하게 움직일 수 있는 것과 마찬가지로, 생명체인 백혈구도 차가워지면 움직임이 둔해지고 따뜻해지면 운동 능력이 좋아지는 것이다.

　이와 같은 사실들을 미루어볼 때 평소에 몸을 따뜻하게 만들고 음식물을 적게 섭취하여 80% 정도만 배부른 상태로 유지한다면 병은 생기지 않을 것이고, 설령 병에 걸리더라도 쉽게 고칠 수 있다.

왜냐하면 과식과 체온 저하는 혈액 안에 지방, 콜레스테롤, 단백질, 요산 같은 잉여물이나 노폐물을 증가시켜 혈액을 더럽히고 만병을 일으키기 때문이다. 반대로 소식을 하고 몸을 따뜻하게 하면 혈액 안에 잉여물이나 노폐물이 남지 않아 병이 예방될 뿐만 아니라 병을 고치는 원동력이 된다. 따라서 평소 과식과 체온 저하에 유의하고 혈액을 깨끗하게 만든다면 자연스럽게 병에 걸리지 않는 생활을 누릴 수 있다.

그러면 어떻게 생활해야 건강해질까? 지금의 몸 상태를 가장 효율적으로 진단하고 개선하는 방법은 무엇일까? 이러한 의문에 대한 해답을 찾기 위해서는 먼저 동양의학과 서양의학이 '병'을 어떤 관점으로 바라보는지를 살펴봐야 한다.

앞서 설명한 '면역력'이니 '혈액이 만병을 일으킨다'느니 하는 이론은 모두 동양의학의 관점에서 병을 설명한 것이다. 그러나 서양의학에서는 이만큼 정교하게 인체를 통찰하지 못한다. 대신 구급의학은 동양의학이 따라오지 못할 정도로 실력이 뛰어나다.

이처럼 동양의학과 서양의학의 장점을 현명하게 받아들이면 면역력이 높아지면서 자연치유력도 더불어 증강하고, 그 영향으로 자신에게 주어진 수명을 다 누릴 수 있다. 즉 동양의학과 서양의학의 장점을 지혜롭게 적용하는 것이 우리 몸이 원하는 가장 효과적인 장수요법인 것이다.

내가 경험하고 느낀 바로는 동양의학 85%, 서양의학 15%의 조합이야말로 스스로 진단하여 병을 고치는 가장 이상적인 건강법이다. '동양의학 85% + 서양의학 15%'의 조합이 어떻게 탄생했는지 자세히 설명하겠다.

의학기술은 발전하는데, 환자는 점점 늘어나고 있다

2004년에 일본에서 실시한 국민생활기초조사에 따르면 1천 명을 기준으로 병이나 상처에 대한 자각 증상이 있는 사람들의 비율은 31.71%이고, 의료시설에 다니는 통원자율은 32.54%였다. 이는 일본인 3명 중 1명 이상이 어떤 병의 증상을 느끼고 병원에 다녔다는 의미다. 또 2006년에 건강검진을 받은 295만 명 중에서 아무 이상이 없다고 진단을 받은 사람은 11.4%뿐이었다. 이를 다시 말하면 나머지 88.6%의 사람들은 당장 자각 증상은 없어도 그냥 내버려두면 생명을 위협할 위험이 있는 암, 고혈압, 간장병, 고지혈증, 당뇨병 같은 침묵의 병(silent disease)이 몸 안에 잠복해 있을 가능성이 크다는 뜻이다.

그리고 일본에서 암으로 인한 사망자 수는 1975년에 약 13만 6

천 명에서 30년 후인 2005년에는 약 32만 명으로 증가하여 현재 일본인의 사망 원인 중 단연 1위를 차지하고 있다(한국 역시 암이 사망 원인 1위다). 또 1960년경부터 전국적으로 퍼진 염분 줄이기 운동 때문에 많은 사람들이 맛이 없는 저염 간장과 된장을 먹고 있지만, 고혈압 환자는 오히려 늘어나고 있다. 뿐만 아니라 1950년대에는 몇백 명밖에 없었다는 당뇨병 환자와 당뇨병 예비군은 현재 약 1620만 명으로 급증하였으며, 고지혈증 환자도 3200만 명이나 있다. 우울증이나 신경쇠약 같은 정신질환도 증가하고 있고, 크론병(입에서 항문까지 소화관 전체에 걸쳐 어느 부위에서나 발병할 수 있는 만성염증성 장질환), 궤양성 대장염, 특발혈소판감소자색반병(혈액 속의 혈소판이 줄어들어 출혈이 생기는 병)과 같은 자가면역질환, 아토피나 천식 같은 알레르기성 질환도 급격히 늘어나고 있다.

게다가 원인이 명확하지 않아서 후생노동성이 난치병(특정 질환)으로 지정한 병은 베체트병(점막의 염증과 궤양을 동반하는 자가면역질환), 중증근무력증, 전신성 홍반성루푸스, 재생불량성 빈혈, 루게릭병(근위축증의 일종으로 근육이 위축되는 질환), 경피증, 특발혈소판감소자색반병, 궤양성 대장염, 크론병, 척수소뇌 변성증(소뇌·뇌간·척수 등에 변성 위축을 일으키는 유전병), 악성관절류머티즘, 파킨슨병, 모야모야병(양측내경동맥형성부전. 뇌에 피를 공급하는 양쪽 내경동맥이 서서히 막히는 질환), 특발성 확장형 심근증 등 45가지나 된다. 의학기술이 발전하고 있음에도 원인 불명의 병이 이렇게나 많은 것은 놀라운 일이다.

우리 몸을 되살리는 황금 조합,
'동양의학 85% + 서양의학 15%'

이처럼 의학기술이 발전하는 만큼 환자 수와 원인 불명의 질병의 종류가 점점 늘어나는 이유는 병과 몸을 바라보는 서양의학의 관점에 한계가 있기 때문이다.

우리가 주로 접하는 서양의학에서는 인체를 장기 부분, 세포 부분, 세포 내 핵의 유전자 부분과 같은 식으로 세분화시켜 깊게 연구를 한다. 그리고 병원균이나 몸속 여러 가지 미지의 물질을 발견하는 것을 연구의 발전이라고 여긴다.

그러나 여기에는 모순이 있다. 예를 들어, 수소(H)와 산소(O)를 따로따로 깊이 있게 연구한다고 해도 물(H_2O) 자체에 대해서는 전혀 규명할 수 없듯이 사람의 몸도 장기, 세포, 유전자를 따로따로 깊이 연구한다 해도 그 사람이 앓고 있는(혹은 내재되어 있는) 병 자체에 대해서는 정확히 알지 못하기 때문이다.

그에 반해서 동양의학에서는 혈액의 성분에 대해 거의 알려지지 않았던 2천 년 전부터 "만병일원(萬病一元), 혈액의 오염에서 비롯된다"라는 말로 병의 원인을 정의하였다. 하나의 병에 하나의 원인이 있다고 인식하는 서양의학에서 볼 때 '모든 병의 원인은 하나' 라든지 '병의 원인은 혈액의 오염' 이라는 말처럼 막연하게 에두르는 표현은 납득하기 어려울 것이다. 그런 이유로 일부 서양의학자들은 동양의학이 비과학적이라며 비판을 퍼붓곤 한다.

그렇다면 과학적이라고 주장하는 서양의학이 주류인 오늘날 어째서 원인을 알 수 없는 병이 많은 것일까? '병' 이라는 '결과' 에 대해서 하나의 '원인'을 찾는 것이 '과학' 일 텐데 말이다. 그런 점에서 볼 때 만병의 원인을 '혈액의 오염'으로 정의하는 동양의학의 관점이 어떤 의미에서는 과학적이라고까지 말할 수 있다.

서양의학은 진단학과 외과학을 중심으로 발전해왔다. 불과 50년 전만 해도 간 기능 검사인 GOT(장기세포에 포함된 효소의 하나로 간염 등의 지표가 됨), GPT(간장에 많은 아미노산 대사 효소의 하나로 간 기능 측정의 지표가 됨), LDH(젖산탈수소 효소), ALP(알칼리성 인산분해 효소), LAP(장기나 담즙에 함유된 가수분해 효소로 황달, 간, 담도계 진단의 지표가 됨)나 신장 기능 검사인 요소질소나 크레아티닌 같은 측정 방법은 잘 알려지지 않았었고, 혈액 안이나 체액의 물질로 종양의 유무를 측정하는 종양표지자(CEA, AFP, CA125 등) 검사를 할 수 있게 된 것도 최근 10~20년 사이의 일이다. 마찬가지로 위내시경이나 CT, 초

음파 같은 검사도 불과 20년 전부터 임상에서 응용하기 시작하였다. 서양의학 덕분에 이런 혈액 검사나 의료기구에 의한 검사로 몸 안의 이상을 발견하고 병의 유무를 판단하는 것이 간단해졌고 정확해졌다는 것은 틀림없는 사실이다.

또 사고를 당해 산산이 부서진 뼈와 근육이나 내장을 복구하여 생명을 구하는 일, 관동맥이 막혀 심근경색으로 절체절명의 위기에 빠진 사람에게 카테터(몸 안의 빈 곳으로 삽입하는 튜브형 기구)로 혈전을 제거하여 생명을 구하는 구급의학은 의사가 마치 신처럼 느껴질 만큼 질적으로 크게 성장했다. 구급의료가 이만큼 발전할 수 있었던 것은 서양의학의 눈부신 기술 덕분이다.

그런데 만성질환과 암에 관해서는 비전문가가 보더라도 이해가 안 되는 치료가 종종 이뤄지는 것 같다. 예를 들어 암(악성종양)은 어떠한 '원인'에 따라 생겨난 '결과'인데, 서양의학에서는 원인은 따지지도 않고 오직 암이라는 '결과'만 보고 수술을 하거나 방사선 치료 또는 항암제를 사용하여 악성종양을 소멸시켜버린다. 그러나 이는 눈에 보이는 악성종양만 제거한 것일 뿐 암의 원인까지 뿌리 뽑은 것은 아니므로 재발할 가능성이 크다.

또 병원균, 꽃가루, 진드기, 먼지, 특정 음식물과 같은 이물질(항원)이 몸속에 들어오면 혈액 내의 백혈구(림프구)가 항체(면역글로불린이라는 단백질)를 만들어 항원을 공격하는 것은 병에 걸리지 않기 위한 생체의 면역 현상이다. 바로 궤양성 대장염이나 특발혈소판감소자색반병, 만성갑상선염, 경피증(피부가 굳어져 탄력이 없어지는 피부병) 같은 자가면역질환이 이러한 원리로 생기는 병이다.

그런데 서양의학에서는 면역억제제나 스테로이드호르몬제를 사용해서 어떻게든 생체의 면역 현상을 가라앉히려고만 한다. 물론 그렇게 하면 증상으로 인한 고통은 일시적으로 잠재울 수 있다. 그러나 면역억제제는 외부에서 침입한 병원균이나 알레르겐(알레르기를 일으키는 원인 물질), 암세포 발생에 대항하는 면역력도 같이 떨어뜨리므로 그대로 치료를 계속하면 폐렴이나 결핵 같은 감염증 또는 암이 발생할 위험성이 크다. 실제로 그로 인해 목숨을 잃는 예도 적지 않다.

발열 역시 서양의학에서는 억제의 대상이다. 몸에서 열이 난다는 것은 백혈구의 활동을 활발하게 만들어 면역력을 높여서 병을 고치려는 반응인데, 일시적으로 고통을 없애기 위해서 해열제를 처방하여 발열을 억제한다. 이것은 병을 고치는 것이 아니라 오히려 치료를 방해하는 행위이다.

하지만 병의 치료에 대한 동양의학의 관점은 다르다. 동양의학에서는 통증이 '냉병(＝습기＝물)'에서 비롯된다고 본다. 그래서 탕욕(38~39℃의 더운물로 목욕하는 것. 온수욕이라고도 한다)을 해서 몸을 따뜻하게 만들라고 처방하며, 실제로 몸이 따뜻해지면 통증이 줄어드는 경우가 많다. 반면 서양의학에서는 통증을 억제할 목적으로 통증억제제(보통 진통해열제라고 불린다)를 처방하는데, 이 통증억제제는 몸을 차갑게 해 더욱 심한 통증을 만들어낼 위험이 있다.

이처럼 서양의학의 치료는 겉으로 드러난 증상만을 억제하거나 제거·소각하는 대증요법(질환의 증상이 변하는 것에 따라 적절히 대응하는 치료법)의 성향이 강하다는 결점이 있다.

그렇다고 해서 모든 질병과 증상을 동양의학의 관점에서만 해석하고 치료하라는 얘기는 아니다. 분명 서양의학을 통해 해결해야 할 것도 있다. 선천적인 당뇨병 환자에게 정상인보다 부족한 인슐린을 주사하는 치료나 갑상선기능저하증에 걸려 갑상선호르몬(티록신)이 부족한 환자에게 호르몬을 보충해주는 치료는 비록 대증요법이라고 할지라도 서양의학으로만 고칠 수 있다. 또한, 간절히 필요한 시기에 극히 단기간으로 한정하여 사용하는 미량의 항암제는 백혈구의 숫자를 늘려주므로 대증요법일지라도 적절한 치료라고 할 수 있다.

이와 같이 서양의학자인 내가 동양의학을 받아들이게 된 이유를 모두 설명했다. 독자들도 이 책을 읽는 것에 그치지 말고 이제껏 품어왔던 동양의학 혹은 서양의학에 대한 편견을 깨길 바란다. 중요한 건 자신의 몸이지 '동양의학이 뛰어나다'느니 '서양의학이 과학적이다' 하는 논쟁이 아니기 때문이다.

모두 알고 있듯이 '건강'은 영어로 'health'다. 이 단어는 'heal+th(명사를 만드는 어미)'의 조합이다. 'heal'은 '고친다, 치유한다'는 의미이므로, health는 '건강해지면 병이 낫는다'는 의미를 포함한다. 이 단어에는 인류가 몇백만 년 동안 체득한 삶의 지혜가 집약되어 있다. 즉 의학계에서 수없이 분석을 반복하여 정의한 몇만, 몇십만 개의 병도 결국 건강해지기만 하면 모두 고칠 수 있다는 것이다.

동양의학과 서양의학의 장점을 85:15의 비율로 모아놓은 이 책을 통해 진정한 'health'를 체험하길 바란다. 그래서 120세까지의 장수를 목표로 하지 않더라도, 사는 동안만큼은 건강하고 젊게 사는 행복을 누리기를 바란다.

이시하라 유미

차 례

제1장 건강을 해치는 잘못된 정보 8가지

오염된 혈액을 깨끗하게 정화해야 병에서 벗어날 수 있다

제2장

적게 먹어야
병 없이 오래 살 수 있다

제4장 근육을 단련해야 젊게 살 수 있다

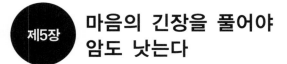

마음의 긴장을 풀어야 암도 낫는다

제5장

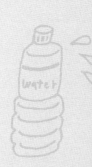

제1장

건강을 해치는
잘못된
정보 8가지

'무조건 싱겁게 먹어라', '물은 많이 마실수록 좋다',
'콜레스테롤은 적을수록 좋다', '열이 나면 해열제로 다스려라' 등
우리가 의심없이 맹신해온 건강 정보들 중에는
오히려 건강을 위협하는 잘못된 정보들이 많다.
동양의학과 서양의학에 모두 정통한 이시하라 박사를 통해
잘못 알려진 정보들을 바로 잡는다.

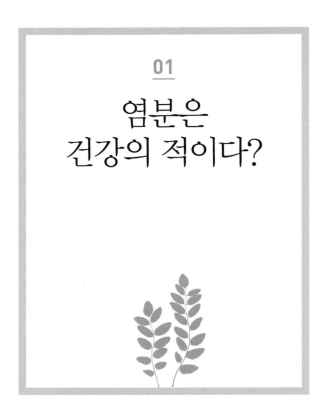

01
염분은
건강의 적이다?

약 30억 년 전 바다에서 지구의 생명체가 탄생했다(바다는 생명을 낳아주었다는 의미다). 단세포였던 이 생물은 20억 년 이상 바닷속에서 세포분열과 분화를 반복하여 다세포 생명체로 진화했다. 다세포 생물은 5억~6억 년 전에 척추동물로 진화했고, 3억~4억 년 전인 데본기(고생대를 여섯으로 나눌 때, 네 번째에 해당하는 시기로 약 5천만 년간 유지됐다)에는 그중 일부가 육지로 올라왔다.

여태껏 바닷속에서 살던 이 척추동물은 기존과 같은 환경을 유지하지 않으면 말라 죽게 되어 있어 몸 안에 '바다'를 품고 상륙했다. 이 '바다'가 바로 혈액이다. 실제로 해수는 양수나 혈액의 삼투압과 상당히 비슷하고 맛도 짜서 '빨간 혈조(血潮)'라고도 불린다. 인간을 비롯한 여러 생명체의 세포는 지금도 '바다' 속에서 떠다니며 생활하고 있는 것이다. 몸속 수분 또한 소금물(鹽水)의 형태로만 존재한다.

신장에서는 혈액으로 오줌(尿)을 만든다. 그런데 오줌으로 염분이 배설되는 것을 억제하는 체내 물질(알도스테론 · 카테콜아민 · 앤지오텐신 등)과, 그와 반대로 염분의 배설을 촉진하는 체내 물질(심방성나트륨이뇨펩티드 · 프로스타글란딘 · 일산화질소) 중에서 가장 분비량이 많고 강력하게 작용하는 것이 바로 알도스테론이다. 이것만 봐도 신장(인간의 몸)은 염분을 배설하기보다는 보유하려는 방향으로 작용하고 있다는 것을 알 수 있다. 즉 염분이 얼마나 인간의 몸에 중요한지를 보여주고 있는 것이다.

그런데도 사람들은 염분이 고혈압이나 뇌졸중의 원흉이라는 생각에 사로잡혀 있다. 이것은 불합리한 논리로, 오히려 염분을 적게 섭취하거나 지나치게 배설하면 건강과 생명을 위협한다는 사실을 인지해야 한다. 한 예로, 지하 깊은 곳의 찌는 듯이 더운 광구 안에서 작업하던 광부들 중에는 땀을 지나치게 배출해 몸속의 염분이 상실되는 바람에 경련을 일으켜 죽는 사람들이 많았다. 지금은 더운 곳에서 작업하는 광부는 소금을 먹어가면서 일해야 한다는 것이 상식이 되었지만 말이다.

성경에서도 소금에 대해 언급하고 있다. 소금에 대해 언급한 32군데 중에서 가장 유명한 것은 마태복음 5장 13절의 산상 수훈인 '너희는 세상의 소금이니'라고 할 수 있다. 즉, '소금＝존재의 본질, 생명의 본질'이라고 말할 정도로 가치 있는 물질로 여기는 것이다.

일부에서는 소금이 부정(不淨)의 기운을 없애준다고 믿는다. 상량식(집을 지을 때 기둥을 세우고 보를 얹은 다음 마룻대를 올리는 의식)을 할 때 네 기둥에 뿌리는 소금, 장례식에서 돌아온 사람에게 뿌리는 소금 등이 대표적인 예다.

염분은 야생동물들에게도 중요하다. 야생에서 양과 코끼리는 염분이 많은 토지를 찾아 이동하는데, 아프리카코끼리의 개체수와 서식지의 물–염분 농도의 관계를 조사해보니 염분 농도가 짙을수록 번식력이 강하고 코끼리의 수도 많았다고 한다.

염분과 면역력의 불가사의한 관계

바닷속에서 상처를 입으면 화농이 생기지 않는다는 것은 경험상 익히 알고 있을 것이다. 또 해수욕을 한 뒤의 상쾌함만 떠올려봐도 소금은 인체에 유익한 것이지 해롭다고 보기는 힘들다. 실제로 프랑스나 이탈리아 같은 남유럽 국가에서는 바닷물이나 해안의 모래를 사용해서 온갖 병을 치유하는 해수요법(Thalassotheraphy)이 성행하고 있다.

그리스에서는 기원전 1세기경부터 상처 부위에 소금을 문질러서 치료했고, 소금에 기름이나 벌꿀 또는 식초를 섞어 만든 액체를 피부병이나 뱀 · 전갈 같은 독성 동물에 물렸을 때 상처에 발라 해독제로 사용해왔다. 동양의 여러 국가에서도 감기 예방이나 목의 통증 완화를 위해 소금물로 입을 헹구는 치료법은 일상적으로 행해지고 있다.

이처럼 소금은 건강을 유지하고 지키는 데 꼭 필요한 요소이자 가장 중요한 물질이다. 그 효능을 과학적으로 설명하면 다음과 같다.

소금의 효능

● 체액의 삼투압을 일정하게 유지하고, 수분의 대사나 체액(혈액이나 림프액)의 pH(산과 염기 평형)를 유지한다.

- 신경의 흥분을 전달하는 데 관여한다.
- 근육의 수축 작용에 필수적이다.
- 위액·장액·담즙 같은 소화액의 원료가 된다.
- 몸속의 유해 물질을 해독한다.
- 신진대사를 촉진하여 체온을 높인다.

이와 반대로 염분의 섭취가 부족하면 다음과 같은 증상이 일어난다.

염분 섭취가 부족하여 나타나는 증상

- 신진대사가 저하되어 체온이 낮아진다.
- 식욕이 떨어진다.
- 근육 수축력이나 신경의 흥분 전달 기능이 저하되어 경련이 일어난다.
- 심장의 근육 수축력이 저하되어 혈압 강하(탈력감이나 권태감)나 쇼크가 일어난다.
- 오줌으로 배출된 염분을 재흡수해야 하는 신장이 과부하 상태가 되어 기능이 저하된다.

앞서도 말했지만 최근 30년 동안 일본의 의사 수는 약 13만 명에서 27만 명 정도로 늘어났고, 그에 비례하여 암에 관한 연구와 지식·정보의 양은 몇백 배나 불어났다. 그리고 치료법 또한 이전과는 격이 다르게 발전했다. 그런데도 암으로 인한 사망자가 13만 6천 명에서 32만 명으로 급증한 배경에는 '극단적인 염분 억제와 운동 부족, 수분 섭취 과잉으로 인한 저체온화'가 있다고 본다. 왜냐하면, 암세포는 35℃의 저체온일 때 가장 잘 번식하고 39.3℃ 이상이 되면 사멸하기 때문이다.

약 50년 전만 해도 어른의 체온은 36.6~36.8℃, 아이의 체온은 37℃ 정도였다. 지금도 어느 의학 사전에는 일본인의 평균 체온이 36.8℃(0.34℃의 오차 범위)라고 기재되어 있다. 그러나 내가 매일 환자들을 진단하면서 체온을 재보면 36.8℃는 매우 드물며, 높아야 36.2~36.3℃이고 대부분은 35℃ 정도인 게 현실이다.

체온이 1℃ 낮아지면 면역력은 30% 이상 저하되므로 암을 비롯한 자가면역질환 같은 원인 불명의 난치병이나 희귀병이 증가하는 이유도 염분과 체온에 있는 것이 분명하다.

고혈압의 원흉이 염분이라는 것은 잘못된 상식

1930년대 미국의 의학박사 테일러는 염분이 전혀 없는 식사를 계속하는 실험을 스스로 했는데 그 결과는 다음과 같았다.

- **3~4일** : 식욕 저하, 식은땀 배출
- **5~7일** : 전신 권태감
- **8~9일** : 근육의 경련이 멈추지 않아 실험 중지

이처럼 염분은 살아가는 데 있어서 필수 물질인데 어째서, 언제부터 악당 취급을 당하게 된 것일까?

1950년대에 일본에 조사 연구차 온 미국인 학자 L. K. 달 박사는 하루에 13~14g의 염분을 섭취하는 일본 남부 주민들의 고혈압 발생률이 약 20%이고, 그들보다 2배나 많이 염분(하루에 27~28g)을 섭취하는 동북지방 사람들의 고혈압 발생률이 40%나 된다는 결과를 얻고 '염분이야말로 고혈압이나 뇌졸중의 원흉이다'라는 논문을 1960년에 발표했다.

이 논문이 발표되자 즉시 아키타현을 중심으로 염분 줄이기 운동이 시작되었고, 이는 곧 전국으로 퍼져나갔다. 그 결과 고혈압과 뇌졸중의 발병이 실제로 감소했는데, 그 사실만을 가지고 의학자나 영양학자들은 '염분은 고혈압과 뇌졸중의 원흉'이라는 그들 특유의 논리를 더욱 확신하게 되었다. 그러나 안타깝게도 달 박사는 일본 동북지방이 한랭 지역이라서 사람의 혈관이 수축하여 혈압이 상

승한다는 점, 추운 겨울에는 집 밖에서 하는 노동이나 운동량이 부족하기 때문에 혈압이 상승한다는 점에 대해서는 고려하지 않았다.

하지만 동북지방 사람들이 염분을 많이 섭취했던 데는 다 이유가 있었다. 염분을 섭취하면 몸이 따뜻해지는데, 이를 안 주민들이 혹한기를 이겨내기 위해서 다량의 염분을 섭취했던 것이다. 그 시절에는 난방 시설이 충분하지 않았으므로, 만약 이들이 혹한의 날씨에 염분을 충분히 섭취하지 않았다면 고혈압이나 뇌졸중에 걸리기 이전에 이미 감기 · 폐렴 · 류머티즘 · 우울증 · 암 같은 '냉'으로 인한 병에 걸려서 젊은 나이에 죽는 사람이 줄을 이었을지도 모른다.

1960년을 경계로 고도로 경제가 성장하면서 전국에 난방시설이 충분히 보급되고 그로 인해 동북지방 사람의 고혈압과 뇌졸중이 감소하였는데, 이 시기가 염분 줄이기 운동 시기와 교묘하게 겹쳐서 염분 악당설이 더 확산되었을 수도 있다.

고염분 섭취 국가가 최장수 국가

1998년에는 세계적으로 권위 있는 영국의 의학 잡지 란셋에 '염분=악'이라고 믿고 있던 사람들을 혼란에 빠뜨린 충격적이고 획기적인 논문이 게재되었다. 그 논문은 M. H. 알다만 박사가 발표한 것으로, 미국에서 25~75세의 20만 7729명을 대상으로 실시한 국민영양조사의 결과였다.

알다만 박사는 37쪽에 나오는 두 도표의 내용처럼 염분의 하루 평균 섭취량을 네 그룹으로 분류하여 그룹별, 질병별 사망률을 각각 비교하였다. 그 결과, 놀랍게도 염분 섭취량이 가장 많은 그룹의 사망률이 가장 낮았으며, 염분 섭취량이 적어질수록 사망률이 높았다. 고혈압을 비롯해 뇌졸중, 심근경색 같은 순환기질환의 사망률도 염분 섭취량이 적은 그룹일수록 높았다.

조사 대상자의 수가 수천 명이나 수백 명이라면 신빙성에 의심이 갈 수도 있다. 그러나 조사 대상이 20만 명 이상이었으니 의심할수 없는 결과로 봐도 무방할 것이다.

참고로, 이 논문에는 '세계의 선진국 중 가장 염분 섭취량이 많은 일본인이 세계 최장수 국가라는 사실을 상기할 것'이라는 문구도 있었다.

당신의 염분감수성, 유전자 속에 새겨져 있다

인간이 원시 생명인 아메바 시대부터 30억 년간 경험한 것은 전

::: 염분 섭취량별 그룹 구분

그룹 구분	하루평균 염분 섭취량(g)	
	남	여
I	2.64	1.70
II	4.65	3.13
III	6.72	4.55
IV	11.52	7.89

::: 염분 섭취량과 사망률

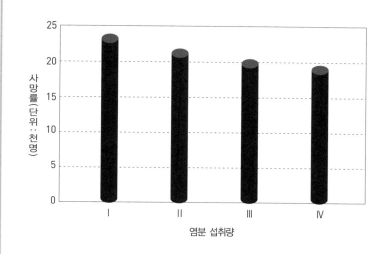

자료 : Alderman,et al,: Lancet, 351. 781. 1998

부 유전자 속에 각인되어 있으며, 이 기억은 더욱 건강하며 오래 살고자 하는 원동력으로 작용한다. 이것이 바로 '본능'이다. 의학이나 과학이 인간을 만들었다면 그것을 따르는 것이 생명과 건강을 지키는 데 있어 가장 중요하겠지만, 의학과 과학의 역사가 겨우 수백 년인 것에 비해서 생명(본능)은 30억 년이나 되는 경험이 축적된 것이다. 따라서 본능이 염분을 원한다고 느끼면 그에 따라서 먹어야 한다. 본능은 곧 자연치유력이기 때문이다.

미국의 F. C. 바터 박사가 일련의 사람들을 대상으로 염분 섭취량을 5g에서 15g으로 높인 뒤에 혈압이 어떻게 변하는지를 관찰하는 실험을 하였다. 그 결과 혈압이 상승하는 사람은 '염분감수성이 강한 사람(염분을 몸속에 축적하는 작용이 강한 사람)', 혈압에 변화가 없거나 오히려 저하하는 사람은 '염분감수성이 없는 사람(염분을 축적하는 작용이 약한 사람)'으로 분류했는데, 염분감수성이 강한 사람은 전체의 40%였고, 반대로 염분감수성이 없는 사람은 전체의 60%나 됐다고 한다.

이것은 동양의학의 음양론으로도 설명할 수 있다. 얼굴이 하얗고 냉성(음성 체질)인 사람은 염분감수성이 없는 사람에 해당하므로 몸을 따뜻하게 만들기 위해 염분이 많은 음식물을 충분히 먹을 필요가 있다. 반대로 얼굴이 검고 더위를 타는 양성 체질인 사람은 염분감수성이 강한 사람에 해당하므로 염분을 지나치게 섭취하면 혈압이 상승할 위험이 있다.

그런데 본능이란 참으로 위대하다. 음성 체질인 사람은 된장·간장·명란젓·젓갈·절임음식 같은 염분이 강한 음식을 좋아하고, 반대로 양성 체질인 사람은 생채소·우유·과일·맥주·위스키·케이크 등을 선호하며 염분이 많은 음식을 좋아하지 않으니 말이다. 따라서 그냥 본능에 따라서 먹으면 몸에 해로울 것이 없다.

양성 체질이어도 입욕 사우나를 해서 땀을 빼거나 설사를 일으켜 몸속에서 염분이 상실되면 염분이 든 음식물이 먹고 싶어진다. 이때도 역시 본능에 따라 먹으면 된다.

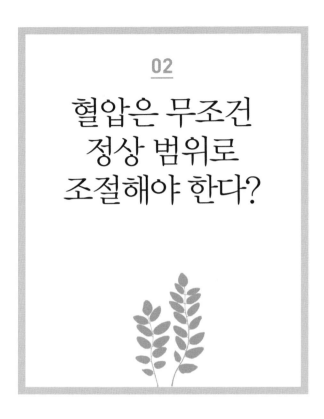

02

혈압은 무조건
정상 범위로
조절해야 한다?

잘 알고 있듯이 혈압은 혈액을 온몸의 세포로 내보내기 위해서 심장이 수축할 때 생기는 압력이다. 그런데 냉랭한 기운, 스트레스, 피로, 동맥경화 등으로 혈관이 일부분이라도 수축하여 혈류가 나빠지면 심장은 평소보다 더욱 강한 힘으로 혈액을 내보낸다. 이때 생기는 것이 고혈압이다. 심장이 이처럼 강한 힘으로 혈액을 밀어내는 이유는 단 하나다. 혈액에는 단백질·지방·당분·비타민·미네랄처럼 음식물을 통해 섭취한 영양소나 수분, 몸속의 내장 및 분비 기관에서 생산된 여러 가지 호르몬, 그리고 폐를 통해 흡수된 산소 등 인체가 살아가는 데 필요 충분한 영양이 들어 있는데, 이러한 혈액을 몸속 60조 개의 세포로 전달하기 위해서다.

따라서 병은 혈행이 나쁜 부위, 즉 차가운 부위에서 발생하기 쉽고, 반대로 몸을 따뜻하게 덥혀서 혈행을 좋게 만들면 병이 낫기도 한다. 예를 들어 위염이나 위궤양이 있는 사람은 윗배(위가 있는 부위)가 차갑고, 간장질환을 앓고 있는 사람은 오른쪽 윗배(간장이 있는 부위)가, 자궁근종이나 난소종양 같은 부인병이 있는 사람은 아랫배(난소와 자궁이 있는 부위)가 차갑다. 그러므로 손난로, 생강습포(231쪽 참조) 등으로 그 부위를 따뜻하게 하면 병이 호전되는 경우가 많다.

그런데 혈압이 정상 범위 이상으로 오르는 것을 오랜 기간 방치하면 42쪽의 그림에서 보는 것처럼 뇌졸중을 비롯하여 각종 합병증이 쉽게 생긴다. 그래서인지 서양의학에서는 혈압이 기준범위보다 조금 높으면 고혈압이라 진단하고 바로 혈압강하제를 처방하는데 이것은 신중하게 생각해볼 문제이다. 왜냐하면 고혈압은 병든 세포에 혈액을 공급하여 병을 개선하려고 하는 몸의 반응인데, 혈압강하제를 오랫동안 복용해서 무리하게 혈압을 낮추면 혈류가 나빠져서 여러 가지 부작용 외에도 뇌혈전증, 심근경색증을 일으키거나

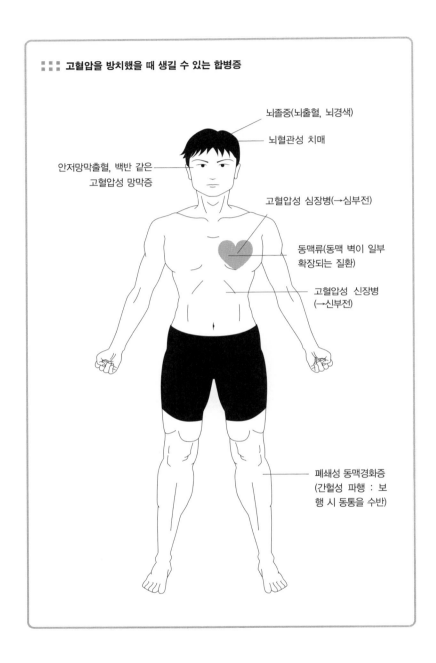

뇌졸중(뇌출혈, 뇌경색)

뇌혈관성 치매

안저망막출혈, 백반 같은
고혈압성 망막증

고혈압성 심장병(→심부전)

동맥류(동맥 벽이 일부
확장되는 질환)

고혈압성 신장병
(→신부전)

폐쇄성 동맥경화증
(간헐성 파행 : 보
행 시 동통을 수반)

우울증이 생길 수 있기 때문이다. 혈압강하제를 장기간 복용하는 환자들 중에 "혈압이 정상이 되어 좋지만, 활력이 생기지 않고 감기도 잘 걸린다"라고 불평하는 사람이 많은 것도 다 같은 이유다.

혈압강하제의 대표적 부작용은 다음과 같으며, 이는 반드시 나타난다는 것이 아니라 나타날 가능성이 있다는 의미로 보면 된다. 단, 고혈압이 있으면 뇌출혈이나 지주막하출혈과 같은 뇌혈관장애가 쉽게 일어나는데, 그럴 때는 혈압약을 복용해야 한다.

혈압강하제의 부작용

- **정신신경 증상** : 두통, 머리가 묵직함, 현기증, 이명, 졸음, 불면, 악몽, 우울증, 전신 권태
- **순환기 증상** : 안면홍조, 신열, 두근거림(동계), 혈압 저하, 부종, 흥분, 일어설 때 어지러움, 빈맥이나 서맥(성인 맥박이 1분에 60회 이하로 천천히 뛰는 것)
- **소화기 증상** : 구토, 식욕 부진, 속이 더부룩함, 갈증, 변비, 설사, 복통, GOT와 GTP 상승(간 기능 저하)
- **비뇨기 증상** : 요소질소 · 크레아티닌의 상승(신장 기능 저하), 성기능 저하(임포텐츠)
- **호흡기 증상** : 결핵[특히 ACE(앤지오텐신전환효소) 차단제의 부작용]
- **과민증** : 발진, 아프고 가려운 느낌(소양감)

- **근골육 증상** : 간헐성 파행, 수족냉증(특히 베타차단제의 부작용)
- **기타** : 여성화 유방(특히 이뇨제인 스피로노락톤의 부작용)

혈압, 억지로 내릴 필요 없다

나는 1980년에 실시한 국민영양조사 대상자들 중에서 30세 이상의 남녀 1만 명을 추출해 14년 후에 추적 조사했다. 조사 결과, 최고혈압(수축기 혈압)이 119~180mmHg, 최저혈압(이완기 혈압)이 69~110mmHg에 해당하는 사람 중에서 혈압강하제를 먹는 사람이 그렇지 않은 사람보다도 자신의 몸에 대한 자립도가 낮다는 사실을 알게 되었다. 즉 혈압강하제를 먹어서 최고혈압이 120~140mmHg 미만의 정상혈압을 가지고 있는 사람은, 혈압강하제를 먹지 않았을 때의 최고혈압이 160~170mmHg나 되는 사람보다 자립도가 낮았다.

이바라키현 조사에서도 재미있는 결과가 나왔다. 160/95mmHg 이상의 고혈압인데도 혈압강하제를 먹지 않은 사람은 혈압강하제를 복용해서 140/90mmHg 미만의 정상혈압이 된 사람보다 온갖 병으로 말미암은 사망 및 암으로 인한 사망률이 모두 낮았다.

이것은 앞서 말했던 혈압의 의의를 생각해보면 당연한 결과이다. 왜냐하면 혈압강하제는 전신의 세포에 영양을 보내려는 심장의 힘(혈압)을 무리하게 억제하기 때문이다.

이런 역학조사나 혈압의 의의를 토대로 생각해보면 두통·현기증·구토·어깨결림 같은 고혈압의 수반 증상이 없는 한 혈압이 160/100mmHg 정도라면 그 상태로 유지해도 괜찮다는 결론을 내려도 될 것 같다.

단, 현재 고혈압으로 약을 복용하고 있는 사람이 갑자기 약을 끊으면 반동으로 혈압이 상승할 수도 있으므로 무모하게 모험을 할 필요는 없다. 다만 혈압강하제를 복용하지 않아도 좋은 상태, 즉 나중에 설명하겠지만, 혈액을 정화하여 약이 필요 없는 상태가 되는 건강법을 생활화하는 것이 좋다.

이른 아침에 혈압이 오르는 이유

서양의학에서는 아침에 혈압이 제일 낮고, 낮이 되어 점점 활동량이 많아지면 신체의 대사와 기능이 좋아지므로 오후에서 저녁에 걸쳐서는 혈압이 높아진다고 본다. 그런데 최근에는 새벽부터 잠자리에서 일어나기 전까지 혈압이 상승하고, 낮부터 저녁에 걸쳐 혈압이 점점 내려가는 유형의 고혈압(조조고혈압)이 문제가 되고 있다.

염분으로 체온을 높여 고혈압을 치유한다

신성고혈압은 만성신장염 같은 신장병, 신동맥경화증 등 신장에 만성 병변이 생기면 혈압이 상승하는 병을 말한다. 신장에 만성질환이 있으면 신장에서 승압 물질인 레닌이 대량으로 나와 앤지오텐신, 알도스테론의 분비를 촉진하여 혈압이 상승한다. 이럴 때 서양의학에서는 여러 가지 강하제를 사용해서 혈압을 내리려고 애를 쓴다. 또한 염분을 제한하라고 처방을 내린다.

그러나 동양의학의 의견은 좀 다르다. 대량의 레닌이 혈액으로 방출되고 그 결과 혈액 안에 앤지오텐신이 증가하며 부신에서는 알도스테론이 분비되어 혈압이 상승하게 된다는 병의 원인에 대한 관점은 같다. 하지만 만성신장병을 조금이라도 개선하려면 영양소와 면역 물질을 많이 함유한 혈액이 신장으로 순환하여 돌아와야만 한다고 보고 염분을 섭취해 몸을 따뜻하게 해주면 혈관이 확장되고 신장으로의 혈류가 좋아져 레닌 분비가 감소한다는 치료적 관점은 차이가 크다.

신성고혈압 환자 중에는 본능에 따라 염분을 원하는 만큼 섭취하였더니 혈압이 내려간 사람도 있다. 당뇨병성 신장병을 앓고 있어서 그냥 두면 최고혈압이 200mmHg를 넘는 환자가 있었다. 그는 어느 유명 병원에서 혈압약을 네 종류나 처방받아 하루 세 번 제대로 복용했고, 그 결과 이상적 혈압 수치인 130/80mmHg까지 내려갔다. 하지만 이상하게 졸립고 피곤하며 아무런 의욕도 생기지 않게 되었다고 한다.

나는 그 환자에게 본능이 소금을 원하면 그만큼의 80% 정도만 섭취해보라고 충고했다. 그는 두려워하면서도 조심스레 염분이 많은 음식물을 섭취하기 시작했다. 그 결과 혈압이 내려갔으며, 복용해야 하는 혈압강하제의 양도 반으로 감소했다. 이는 동양의학과 서양의학을 제대로 조합하여 병의 증상을 개선한 좋은 예라고 할 수 있다.

이에 대한 서양의학의 의견은 이렇다. 취침 시에는 릴렉스(휴식)신경이라 불리는 부교감신경이 작용하는데, 눈이 떠지고 몸을 움직이기 시작하면 부교감신경이 우위인 상태에서 갑자기 활동긴장신경이라 불리는 교감신경으로 스위치가 바뀌게 되므로 혈압이 급상승한다는 것이다.

그러나 정확하게 말하면, 조조고혈압은 오전 3시 이후의 새벽녘에 혈압이 상승하는 증상을 말한다. 즉 교감신경이 작동하기 이전에 이미 혈압이 상승해 있는 것이므로 서양의학의 설명은 정확하다고 볼 수 없다.

조조고혈압에 대해 나는 동양의학의 견해에서 다음과 같이 생각한다. 오전 3시부터 5시경은 하루 중 체온과 기온이 가장 낮은 때이다. 그래서 천식이나 이상협심증 같은 발작뿐 아니라 사망도 이 시간대에 가장 많이 발생한다. 특히 냉성(음성 체질)인 사람, 그리고 혈전을 예방한다는 명분으로 열심히 수분을 섭취하거나 필요 이상으로 수분을 많이 섭취해 몸속에 수분이 많은 사람은 이 시간대에 기온의 저하와 더불어 급격하게 체온이 떨어진다. 왜냐하면 마셨던 물이 냉각수가 되어버리기 때문이다. 게다가 조조고혈압이 있는 사람은 당연히 염분을 제한하는 처방을 받을 것이니 더욱 몸이 차가워져서 점점 증세가 나빠지는 경향이 있을 것이다.

모 회사의 사장인 ○○씨(65세)는 원래 저혈압이었는데 최근 1~2

년 사이에 혈압이 갑자기 높아졌다. 특히 아침에 일어날 때에는 200 mmHg까지 혈압이 올라가는 바람에(단 저녁부터 밤에는 120mmHg 정도로 내려간다) 수많은 병원을 돌아다니며 혈압강하제를 종류별로 처방받아 복용하고 꾸준히 염분 섭취를 줄여왔다. 하지만 아무런 효과가 없어 결국 내가 있는 진료소로 찾아왔다.

그는 165cm에 70kg 정도로 약간 작고 통통한 체격이며, 2~3년 전부터 뇌경색과 심근경색을 예방하려고 매일 2ℓ 정도의 물을 마시고 있었다. 그런데 매일 오전 3시경이 되면 땀을 너무 많이 흘려서 속옷을 갈아입을 정도라고 했다. 그의 이야기를 듣고 나는 다음과 같이 설명했다.

"잘 때 나오는 땀은 몸을 차갑게 만드는 원흉인 냉각수를 배출하는 현상입니다. 이는 오전 3시경이라는 체온이 가장 낮아지는 시간대에 냉기로 인한 병이나 죽음을 피하려고 몸이 반응하는 것으로 생각할 수 있습니다. 이 시간대에는 몸이 차가워져 혈관도 수축하고 혈류도 나빠지므로 심장이 무리하게 혈액을 내보내려고 해서 혈압이 올라가는 겁니다."

이렇게 설명하자 그의 표정이 밝아졌다. 나는 그에게 수분과 염분 섭취에 대한 조언을 주었다.

○○씨처럼 조조고혈압인 사람이 염분을 먹고 싶다면 무조건 피할 것이 아니라 제대로 섭취하고, 대신 걷기 · 스포츠 · 탕욕 · 온

천·사우나 등으로 몸을 더욱 따뜻하게 만들어서 이뇨(오줌을 배출하여 몸 안 여분의 수분을 버리는 몸의 작용)와 발한(병을 다스리려고 땀을 내는 몸의 작용)을 촉진해 몸 안에 남아 있는 여분의 냉각수와 염분을 버리는 것이 중요하다.

수분을 섭취하려면 생강홍차(221쪽 참조)나 생강차(220쪽 참조)를 만들어 마시는 것이 좋다. 생강은 몸을 따뜻하게 만드는 동시에 이뇨 작용도 돕기 때문이다. 특히, 취침 전에 혈전 예방을 위해 수분을 보충하려면 생강차를 추천한다. 생강홍차는 홍차에 있는 카페인의 각성 작용 때문에 숙면을 방해할 수 있으므로 잠들기 직전에는 피하는 것이 좋다.

생강의 파워

이 책에는 생강이 자주 등장한다. 영어 사전에서 생강을 의미하는 단어 'ginger'를 찾아보면 다음과 같이 뜻풀이가 되어 있다.

- [명사] 생강, 의욕 충만, 건강, 짜릿함, 기골
- [동사] 힘을 내게 하다, 활기 있게 만들다, 고무되다

단어는 그 나라의 문화 · 역사 · 생활습관에 따라 만들어진다고 볼 때 영국 사람은 생강의 효능에 대해서 잘 알고 있었던 것 같다. 실제로 16세기에 페스트가 유행하여 런던 시민의 3분의 1이 죽었지만 평소에 생강을 자주 먹었던 사람은 무사했다는 얘기가 전해진다. 이 사실을 알고서 당시의 왕 헨리 8세가 영국인에게 생강을 많이 먹으라고 장려한 것이 지금도 존재하는 인형 형태의 생강과자(gingerbread)가 생긴 배경이다.

생강은 동양의학에서 다루는 200여 종류의 약 중에서 70% 정도에 들어간다. 그만큼 생강이 없는 한방약이란 상상할 수 없다고 해도 과언이 아니다. 약리학적으로 증명된 생강의 효능은 다음과 같다.

- 발한과 체온 상승으로 면역력 촉진
- 기침을 그치게 함(진해 작용)
- 진통, 소염 작용
- 강심 작용
- 항궤양 작용
- 항균, 항바이러스 작용
- 항콜레스테롤 작용
- 뇌의 혈류를 좋게 만들어 항우울 작용

- 가래 해소(거담 작용)
- 해열 작용
- 혈전 방지
- 소화, 흡수 촉진
- 구토를 멈추게 함(진토 작용)
- 현기증을 막아줌
- 강장 작용
- 해독 작용

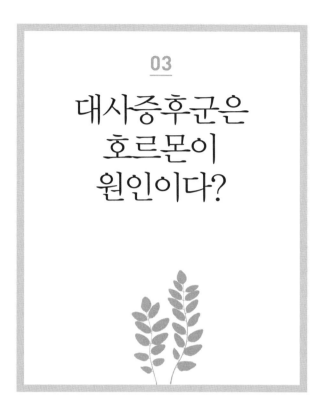

03

대사증후군은
호르몬이
원인이다?

일본인 중에서 약 6천만 명이 고혈압을, 약 1600만 명이 당뇨병을, 약 3200만 명이 고지혈증을 앓고 있다. 특히 고혈압은 최근 40년 동안 필사적으로 염분 줄이기를 강요당하였음에도 불구하고 환자 수는 오히려 증가하고 있다.

앞에서도 언급했듯 고혈압이 오래 되면 뇌졸중, 심장병, 신장병 등이 발병하기 쉬우니 그동안 의료계에서는 어떻게 해서든지 혈압을 내리는 것만을 중요하게 여겨왔다. 그러나 혈압을 완전히 정상 범위로 조절해도 뇌졸중은 약 40%, 관동맥질환(심근경색이나 협심증)은 단지 14%밖에 억제되지 않았다는 사실이 최근의 연구에서 밝혀지면서 '관동맥 패러독스'라는 신조어까지 생겨났다.

뇌졸중이나 관동맥질환의 위험 인자로 취급되는 고혈압, 당뇨병, 고지혈증은 이제까지 별개의 질병으로 다루어졌다. 하지만 최근에는 이 세 가지 질병의 원인이 공통적이라는 인식이 생겼으며 그 원인을 다중위험인자(multiple risk factor), 대사증후군(metabolic syndrome)이라는 용어로 통일하여 부르고 있다. 그리고 이 대사이상의 바탕에는 레닌, 앤지오텐신 계통의 호르몬이 마치 그림자처럼 존재하고 있다.

이런 견해에 대해 동양의학에서는 '저체온이 대사이상을 유발한다'고 말한다. 체온이 1℃ 내려가면 기초대사는 약 12%가 저하되기 때문이다. 구체적인 원리는 다음과 같다.

저체온은 몸 안의 기름(열원)에 해당하는 지방이나 당분의 연소를 방해해 고지혈증이나 고혈당(당뇨병)을 일으킨다. 또 날씨가 추워지면 몸이 얼어붙는 것과 마찬가지로 저체온증이 유발되면 혈관이 수축하여 혈액의 흐름이 원활해지지 않기 때문에 고혈압이 생길 수 있다.

따라서 고혈압, 당뇨병, 고지혈증 같은 대사증후군을 예방하고 치료하려면 체온을 올릴 필요가 있다. 그러려면 걷기, 스포츠, 근육 노동을 통해서 체온의 40% 이상을 생산하는 근육을 충분히 단련해야 한다. 그리고 몸을 덥혀주는 양성 식품(168쪽 참조)인 된장, 간장, 명란젓 등을 통해 염분을 원하는 만큼 충분히 섭취해야 하며, 탕욕이나 온천, 사우나를 자주 하여 몸을 덥히는 것도 중요하다.

　의학 사전에는 여전히 사람에게 적합한 체온이 $36.8 \pm 0.3 \sim 0.4$℃ 라고 나와 있지만 실제로 이 체온을 유지하는 현대인은 매우 드물다. 높아 봤자 36.3℃ 전후이고, 대부분의 현대인은 35℃대의 체온을 유지하고 있다는 점이 대사증후군 환자가 지속적으로 증가하는 이유다.

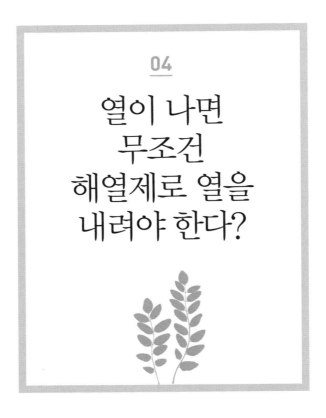

04

열이 나면
무조건
해열제로 열을
내려야 한다?

감기·폐렴·쓸개염과 같은 염증성 질환, 암·백혈병과 같은 악
성종양, 류머티스성 관절염과 같은 자가면역질환 등 특정 질환에
걸렸을 때만이 아니라, 가벼운 질병에 걸리거나 단순히 피로할 때
도 몸에서 열이 날 때가 많다. 이때 일반인은 물론 의사들조차도 해
열제를 사용해서 조금이라도 열을 내리는 데에만 혈안이 되는데,

이것은 완전히 잘못된 요법이다.

물론 감기나 기관지염으로 열이 나는 환자에게 항생제나 해열제를 투여하면 바로 몇 시간 뒤부터 열이 내려가 몸이 편해진다. 그러나 다시 병이 재발하거나 만성화되는 경우가 많은 것이 사실이다. 이는 병을 치료할 때 열을 어떻게 다스려야 하는가에 대해서 의문점을 던져준다.

발열은 암도 낫게 한다

그러면 우리 몸에 열이 난다는 것은 무슨 의미일까? 우리 몸에서 만병을 막아주는 역할을 하는 백혈구의 활동, 즉 병원균을 탐색하고 살균하는 능력과 암세포를 먹어치우는 면역력은 체온이 평소보다 1℃ 내려가면 30% 이상 낮아지고, 반대로 평소보다 1℃ 올라가면 5~6배 높아진다. 따라서 어떤 병에 걸렸을 때 열이 나는 것은 병을 고치려고 하는 신체의 치유 반응이라고 생각하는 것이 옳다.

이를 뒷받침하는 사례들은 꾸준히 있어왔다. 옛날에는 암을 비롯한 중병 및 난치병 환자들에게 일부러 류머티즘 같은 감염증에 걸리게 하여 치료하는 발열요법을 시행했고, 고대 그리스의 철학자인 파르메니데스는 발열의 중요성을 알고 "환자에게 발열할 기회를 주시오. 그러면 나는 어떤 병이라도 고쳐보겠소"라고 말했다.

또 다른 예로, 제2차 세계대전 무렵 로마 근교의 늪 지대 근처에서 말라리아가 대유행한 적이 있었다. 당시의 수상 무솔리니는 늪을 메워서 말라리아 박멸에 성공했지만, 그 후 20년 동안 암에 걸린 사람이 증가하였다. 바꿔 말하면 말라리아에 걸려 많은 사람이 고열을 앓던 시대에는 암 환자가 적었다는 의미다.

발열에 대한 중요성이 서양의학에 본격적으로 등장한 것은 1866년 독일의 부시 박사에 의해서였다. 그는 암 환자가 단독(연쇄구균에 의한 피부 및 피하조직의 질환)이나 그 밖의 고열을 동반하는 병에 걸리니 암이 치유된 사례를 목격했고, 이를 논문으로 발표해 학계에 알렸다. 1900년대 초에는 미국 뉴욕기념병원의 정형외과 의사인 콜리 박사가 발열과 암의 치료에 관한 문헌을 폭넓게 검토한 결과, 수술조차 할 수 없었던 악성종양 환자 중에서 단독에 감염된 환자가 38명이었는데 그중 20명이 완전히 치료되었음을 발견했다.

이런 역사적 사실과 사례, 기초의학 및 임상의학의 연구 성과를 토대로 암에 대한 온열요법이 서양의학에서 성행하게 되었다. 온열요법은 암 전이가 진행되는 환자의 체온을 41.5~42.0℃로 높인 뒤에 2~10시간 동안 유지하는 것인데, 이것을 1~2주마다 2~5회 정도 실시한다.

발열은 최고의 자연치유의 현상

암뿐만 아니라 다양한 질환의 치료와 발열의 상관관계에 대해서는 서양의학의 많은 의사들이 의견을 내놓고 있다.

미국 메릴랜드대학 내과의 맥워크 박사는 "억지로 열을 내리는 것 때문에 병이 만성화되거나 악화하는 증례가 보고되고 있으니, 의사는 해열제의 사용에 대해서 다시 생각해야 한다"라고 했다. 그는 적어도 발열이 신체에 좋지 않은 영향을 끼칠 때나, 열로 인한 악영향을 해열을 통해 줄일 수 있을 때에 한해서만 해열제가 필요하다고 주장하지만 실제로 그런 경우는 드물다. 오히려 그와 반대로 발열이 감염증에 걸린 환자의 저항력을 높여주는 예방도구라는 사실이 많은 증례를 통해서 증명되고 있다.

미국 보스턴의 베스이스라엘 디코네스 메디컬센터 감염증과의 모렐링 Jr. 박사도 "해열 치료를 하면 안 되는 발열 증상은 많다. 열이 있으므로 열을 내리는 치료를 하는 것은 전혀 의미가 없다"라고 강력하게 주장한다. 노벨상을 받은 프랑스의 A. M. 르보프 박사는 다양한 실험을 거듭한 결과 "열이야말로 최고의 묘약"이라고 단언했다. 나 역시 일상적인 진료에서 관찰한 여러 가지 증례를 통해 발열이 얼마나 훌륭하게 자연치유력을 촉진하는지를 알게 되었다.

류머티스성 관절염 때문에 팔다리를 움직이는 것도 불편하고 보행하기도 어려우며 가슴도 제대로 쭉 펼 수 없었던 환자가 있었다. 이 환자가 어느 날 감기에 걸려 고열이 며칠간 계속되었는데, 자연적으로 열이 내린 후 갑자기 빠른 걸음으로 걸을 수 있게 되었고 가슴을 활짝 펼 수 있게 되었으며 손가락의 움직임도 좋아졌다.

또 아토피에 걸려 피부에서 냄새 나는 노란색 분비물이 나오고 부스럼, 긁어서 난 상처, 출혈을 동반하는 심한 증상으로 고생하던 환자가 있었다. 어느 날 피부에 박테리아가 침입해 어깨, 겨드랑이 밑, 사타구니의 림프샘이 붓고 고열이 났는데 거짓말처럼 온몸의 피부가 깨끗해졌다.

여러 사례들을 통해 느꼈을 테지만, 발열과 자연치유의 관점에서 동양의학의 처방은 참으로 지혜롭다. 동양의학에서는 등줄기가 서늘해지고 목 뒤가 뻐근하며 발열이 시작되는 감기 초기에는 칡뿌리, 마황, 생강, 계피, 대추 등 몸을 따뜻하게 하는 생약으로 만든 갈근탕을 처방한다. 갈근탕을 먹고 20분 정도 지나면 몸이 따뜻해지고 열이 나면서 그대로 낫는 경우가 많다.

즉, 몸은 병을 고치려고 필요한 열을 내는 것이니 발열을 더욱 촉진해 스스로 병을 치유하는 방법을 사용하는 것이다. 이러한 당연한 사실을 두고 해열제를 써 열을 내리는 어리석은 짓은 이제 그만두자.

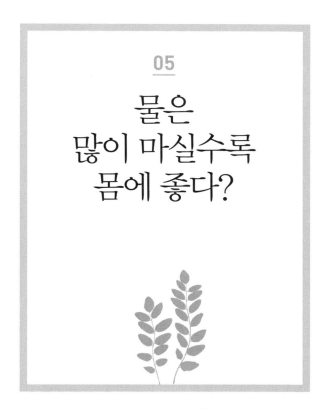

05

물은
많이 마실수록
몸에 좋다?

인간 체중의 60% 이상을 차지하는 수분은 생명과 건강을 지키는 데 가장 중요한 요소 중 하나이다. 인간은 공기가 없으면 3분 만에 죽고, 물이 없으면 3일 만에 죽는다. 그러나 공기와 물이 있으면 음식물이 없어도 30일은 살 수 있을 정도로 물은 상당히 중요하다.

생태계에서도 물은 아주 중요하다. 비가 내리지 않으면 가뭄이 생겨서 작물이 자랄 수가 없다. 그러나 태풍·해일·쓰나미 등의 자연재해를 보면 가뭄보다는 수해가 훨씬 심각한 피해를 준다는 것을 알 수 있다.

인간의 몸도 마찬가지여서 몸 안에 수분이 필요 이상으로 공급되면 수해가 일어난다. 이것을 동양의학에서는 이미 2천 년 전부터 '수독(水毒)'이라고 불렀다. 지나치게 많은 물은 독이 된다고 파악하고 있었던 것이다.

내가 만난 환자 중에는 수독 때문에 뇌출혈을 일으킨 사람도 있었다. 그는 50대의 나이로 한창 왕성하게 활동하던 모 국회의원으로, 이전에 내가 운영하는 클리닉에서 진단받은 적이 있었다. 우리 병원에 입원한 그에게 뇌출혈 당시 평소의 생활상에 대해서 물어보았더니 특별히 편식을 하지도 않았으며 운동 부족이나 심각한 스트레스도 없었고 비만도 아니었다고 했다. 이상하다고 생각해서 좀 더 자세하게 문진해보았더니 혈전을 예방하기 위해 매일 6ℓ의 물을 마신다고 했다. 더구나 몇 년이나 그렇게 마셔왔다니, 나는 어안이 벙벙해졌다.

그의 경우 수분을 과잉섭취해 혈액량이 증가했고 그로 인해 고혈압이 일어났을 수도 있다(그가 뇌출혈로 쓰러졌을 때의 혈압은 210mmHg였다). 또 다른 가능성은 수분을 필요 이상으로 많이 섭취해 몸속 물이 냉각수 역할을 하는 바람에 체온이 내려갔고, 그로 인해 혈관 수축이 일어나 뇌출혈로 쓰러졌을 수도 있다. 어느 경우든 수분을 과다하게 섭취한 것이 원인이라는 것은 확실하다.

수분이 몸 안에 고여 있을 때 나타나는 증상들

그러면 서양의학에서는 수분 섭취에 대해 어떻게 보고 있을까?

한국인과 일본인의 사인 중 2위와 3위를 차지하는 질병이 심근경색을 비롯한 심장질환과 뇌경색을 비롯한 뇌졸중이다. 이들은 혈액이 혈관의 벽에 굳어 붙어서 생기는 혈전증이다. 그래서인지 서양의학에서는 혈전을 막으려면 매일매일 가능한 많은 양의 수분을 섭취해 혈액이 잘 흐르도록 해야 한다고 말한다. 그런데 심부전만 놓고 봐도 서양의학의 이러한 입장은 이해가 잘 안 된다.

심근경색이나 심장판막증, 심근증(원인을 알 수 없는 심장 근육의 기능 장애로 일어나는 질환) 등이 생기면 심부전으로 발전하고, 그 결과 심근의 수축력이 저하되어 전신으로 충분한 혈액을 보낼 수 없게 된다. 이렇게 되면 신장 내의 혈류량이 부족해져 신장의 기능이 떨어지고(오줌의 생성 및 배설량 감소) 몸 전체가 붓게 된다. 이 말은 몸 안에 수분이 고여 있게 된다는 의미이다. 그 결과 폐가 붓는 상태인 폐수종 및 기침이나 두근거림이 생기며, 숨이 차고 호흡곤란이 일어난다. 간장이 부으면 혈간이라고 하여 간장이 비대해지고 간 기능이 저하된다. 위장이 부으면 기능 저하로 인해 식욕 부진, 구토, 변비, 설사, 복부팽만감이 생긴다. 그리고 붓기가 심해지면 흉수나 복수가 생겨 전신의 상태는 점점 악화된다.

이러한 심부전에 대하여 서양의학에서는 오줌이 잘 배출되도록 하는 이뇨제를 사용한다. 이 사실을 보면 서양의학에서도 수분이 몸 안에 많이 고여 있을 때의 폐해에 대해서는 이해하면서도 물을 많이 마시라고 지도하고 있으니, 참으로 해괴한 처방이다.

냉-수-통의 삼각관계를 모르면 소리 없이 건강을 잃는다

아이가 이불을 자꾸 차면서 춥게 잠을 자더니 아침에 일어나서 설사를 하거나 배가 아프다고 할 경우, 에어컨이 세게 가동되는 장소에서 머물렀더니 머리가 지끈거렸던 일, 비가 내리면 신경통이나 요통이 심해지고, 비에 젖으면 몸이 차가워지는 경험을 한 번쯤 했을 것이다. 이러한 증상들은 한 마디로 차가운 것(冷), 습한 것(水), 통증(痛)이 서로 원인이 되거나 결과로 나타난 것이다. 구체적으로 살펴보면 다음과 같다.

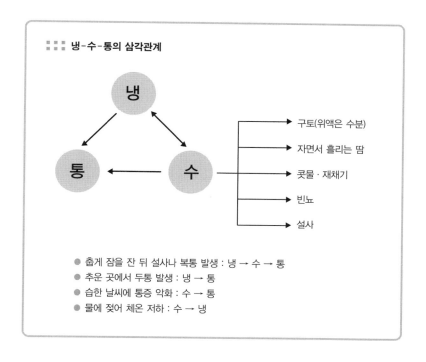

냉-수-통의 삼각관계

- 구토(위액은 수분)
- 자면서 흘리는 땀
- 콧물 · 재채기
- 빈뇨
- 설사

- 춥게 잠을 잔 뒤 설사나 복통 발생 : 냉 → 수 → 통
- 추운 곳에서 두통 발생 : 냉 → 통
- 습한 날씨에 통증 악화 : 수 → 통
- 물에 젖어 체온 저하 : 수 → 냉

아무리 건강한 젊은이라도 겨울 산에서 조난을 당하면 아무런 외상을 입지 않았는데도 동사할 수 있다. 저장용 냉동고에 들어갔다가 문이 밖에서 잠기는 바람에 나올 수 없게 되어 결국 사망하는 일도 적잖이 일어난다. 겨울에 사망률이나 발병률이 높아진다는 사실, 하루 중 기온과 체온이 가장 낮아지는 오전 3시부터 5시까지의 시간대에 사망률이 높을 뿐만 아니라 천식이나 이상협심증의 발작도 쉽게 일어난다는 것 역시 극심한 차가움은 생명을 위협한다는 사실을 증명한다. 이런 현상은 체온이 평상시보다 1℃ 낮아지면 신진대사 능

력은 약 12% 정도 감퇴하고 면역력도 30% 이상 저하되기 때문에 일어난다.

몸속 잉여 수분을 배출해야 건강해진다

체온이 낮아지면 인간의 몸은 여러 가지 반응을 일으켜서 몸을 따뜻하게 만들려고 노력하는데, 가장 흔한 반응이 몸속 수분을 밖으로 배출하는 것이다(몸속 여분의 수분은 몸을 차갑게 만드는 요인이 된다). 가령 몸이 차가운 상태에서 잠을 자면 설사를 하는 것, 추위로 감기에 걸렸을 때 콧물과 재채기가 나오는 것 등은 모두 몸을 따뜻하게 만들려는 몸의 반응이다.

또 편두통이 있는 사람은 통증이 심해지면 구토를 할 때도 있는데, 이것 또한 위액이라는 수분을 버려서 몸을 따뜻하게 만들어 편두통을 고치려는 반응이라고 이해하면 된다. 큰병에 걸렸을 때 밤새 땀을 많이 흘리는 것도 몸 안에 있는 여분의 수분을 버려서 몸을 따뜻하게 만들고 면역력을 높여서 병을 고치려는 반응이다. 또 노인들이 야간에 오줌을 자주 누는 것도 마찬가지 원리로 병이나 죽음을 막으려는 몸의 반응이다. 따라서 빈뇨는 야간에, 즉 체온과 기온이 낮을 때 쉽게 발생한다.

이러한 몸의 작용 원리에도 불구하고 야간에 소변을 누면 배출한 양만큼 수분을 섭취하라는 서양의학의 처방은 대체 뭐란 말인가. 인간의 몸은 여분의 물질만 몸 밖으로 배출하게 되어 있는데, 마시고 싶지도 않은 수분(마시고 싶다면 상관없지만)을 무리하게 권하는 처방에 의문을 갖지 않을 수 없다.

만약 혈전 예방을 위해서 야간에 배뇨한 뒤 수분을 보충하고 싶다면 생강차(220쪽 참조)를 마실 것을 추천한다. 생강은 숙면 작용 외에도 혈전을 녹이는 데 도움이 된다.

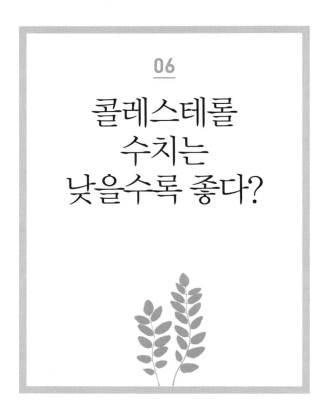

06

콜레스테롤
수치는
낮을수록 좋다?

서양의학에서는 혈중 콜레스테롤 수치가 220mg/dL 이상이면 고지혈증이라고 진단을 내리고 바로 항지혈제를 처방한다. 콜레스테롤이 많을수록 동맥경화가 일어나기 쉽고 나아가서는 뇌졸중, 심근경색 같은 혈관 병변을 유발한다는 이유에서다.

그러나 콜레스테롤은 인간의 60조나 되는 세포막의 성분이 되며, 담즙과 성호르몬, 스트레스를 견디는 부신피질호르몬의 원료가 된다. 따라서 콜레스테롤 수치를 무리하게 약으로 내리면 스트레스에 취약해지고 면역력도 떨어져 각종 질병에 걸리기 쉽다고 지적하는 의사들도 생겨나고 있으며, 최근에는 콜레스테롤 수치가 높을수록 장수한다는 데이터가 국내외에서 다수 발표되고 있다. 다음은 이에 관한 연구 결과들이다.

● 핀란드에서 고(高)콜레스테롤혈증이 있는 사업가 1200명을 식사요법과 약으로 콜레스테롤 수치를 낮춘 그룹(A그룹)과, 콜레스테롤을 낮추는 수단을 아무것도 취하지 않은 그룹(B그룹)으로 나누어 조사했는데, 10~15년 후 심근경색의 발증률과 사망률 모두 A그룹이 높았다.

● 미국 사우스캘리포니아대학에서 동맥경화 환자를 대상으로 식사로 콜레스테롤 섭취를 제한하는 실험을 했다. 그런데 그중 60%의 환자들이 동맥경화가 계속 진행되는 현상을 보였으며, 3%의 환자들만이 동맥경화가 개선되었다. 게다가 약을 사용해서 혈중 콜레스테롤을 내린 사람 중 40%는 동맥경화가 더욱 악화되었다.

● 핀란드 헬싱키대학의 연구 결과, 사기범 같은 지능범에 비해서 폭력범의 혈중 콜레스테롤 수치가 낮았다.

● 미국 노스캐롤라이나대학의 한 연구팀이 소방수를 대상으로 연구한 결과, 혈중 콜레스테롤 수치가 높은 사람은 낮은 사람에 비해서 작업 능력이 우수하며 책임감도 매우 강하고 사교성도 있었다. 또한 혈중 콜레스테롤 수치가 낮으면 행복 물질로 알려진 세로토닌이 뇌세포에서 제대로 이용되지 않아 정서 불안 및 반항적·폭력적이 되고, 살인을 저지르거나 자살할 확률도 높으며, 교통사고도 일으키기 쉽다는 사실이 밝혀졌다.

● 1980년에 조사한 일본 국민영양조사 대상자 1만 명을 14년간 추적 조사해보니 건강하게 장수하기에 가장 좋은 콜레스테롤 수치는 240~259mg/dL 정도였다.

● 일본 이바라키현에서 40~79세의 남녀 10만 명을 1993년부터 5년간 추적 조사하였더니 콜레스테롤 수치가 낮을수록 암으로 인한 사망률이 높았다.

● 1986년부터 1989년까지 일본 후쿠이현에서 건강검진을 받은 사람들 약 3만 7천 명을 5년간 추적 조사한 연구에서는 콜레스테롤 수치가 낮은 사람일수록 사망률이 높고, 그 반대일수록 사망률이 낮다는 것이 증명되었다(69쪽 표 참조).

이러한 연구 결과들이 있음에도 불구하고 병원에서는 고콜레스테롤혈증의 콜레스테롤 수치를 내리는 스타틴제가 매년 약 400만

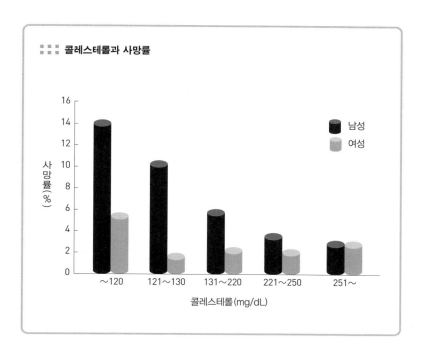

콜레스테롤과 사망률

사망률(%)

16
14
12
10
8
6
4
2
0

~120 | 121~130 | 131~220 | 221~250 | 251~

콜레스테롤(mg/dL)

■ 남성
□ 여성

명에게 처방되고 있으며, 연간 매상고는 3천억 엔에 달한다. 그러나 스타틴제는 횡문근융해증(근육 괴사), 간 기능 장애, 혈소판 감소(출혈) 같은 위험한 부작용을 가져올 수 있다.

다행인 것은, 스타틴제의 이러한 위험성을 파악하고 "약으로 무리하게 콜레스테롤 수치를 내리는 것은 생명을 단축하는 원인이 된다"고 지적하는 의사들이 하나둘 늘어나고 있다는 것이다. 더불어 그들은 콜레스테롤 수치가 260~280mg/dL 정도라면 걱정하지 않아도 된다고 입을 모은다.

평소에 고기·달걀·우유·버터·마요네즈·베이컨처럼 혈중 콜레스테롤을 늘리는 식품을 삼가고, 어패류처럼 EPA·DHA·타우린 등 혈중 콜레스테롤을 떨어뜨리는 성분을 포함한 식품을 적극적으로 섭취하는 자세는 물론 중요하다. 하지만 서양의학이 정해놓은 콜레스테롤의 정상 범위에 지나치게 신경 쓸 필요는 없다는 것이 나의 견해이다.

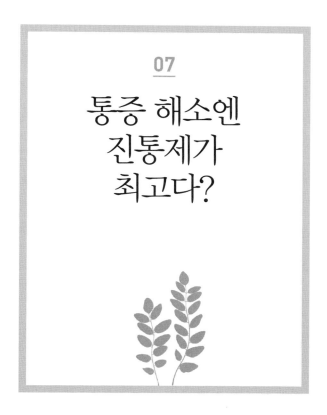

07

통증 해소엔
진통제가
최고다?

날씨가 춥거나 비가 내리는 날에는 통증이 더욱 심해지거나 멀쩡하던 사람도 몸이 쑤시곤 한다. 이때 목욕을 하거나 환부를 따뜻하게 하면 증상이 가벼워지는 경우가 많다. 류머티즘이나 신경통이 있는 사람이 유럽이나 미국처럼 습도가 낮은 곳에 가면 통증이 개선되는 것도 그런 이유 때문이다.

앞에서 차가운 것(냉)과 습한 것(수), 통증(통)의 삼각관계를 통해 밝혔듯이 대부분의 통증은 차가운 것과 습기에서 비롯된다. 그래서 만성적인 통증이 있는 사람이 목욕을 하거나 온천탕에 들어가 몸을 따뜻하게 만들면 통증이 줄어드는 것이다. 또 류머티즘을 비롯하여 통증이 있는 곳에는 열이 나는 경우가 많은데, 이것은 냉으로 생긴 통증을 발열을 통해서 고치려고 하는 몸의 반응이다.

그런데 서양의학에서는 편두통, 요통, 생리통, 류머티즘 같은 통증이 있다고 하면 일단 해열 작용을 겸하는 진통해열제를 처방한다. 그러나 이러한 처방은 일시적으로 통증을 멈추게 할 수는 있지만 그와 동시에 몸이 차가워져 또 다른 통증을 만들어내기 때문에 근본적인 치료 방법이 될 수 없다. 다만, 타박이나 염좌로 의한 급성 통증에는 유용하다.

반면, 동양의학에서는 두통이 있거나 어깨가 결리는 증상에 몸을 덥혀 땀을 내는 갈근탕이나 몸 안의 수분을 방출하는 영계출감탕을 사용한다. 그리고 만성통증인 류머티즘이나 관절통에는 몸을 따뜻하게 하고 이뇨를 돕는 계지가출부탕을 처방한다. 계지가출부탕은 계피·작약·대추·생강·부자 등 몸을 따뜻하게 하는 성분과 이뇨 작용을 하는 창출(蒼朮)로 구성되어 통증의 원인인 냉과 수를 한꺼번에 제거한다. 즉, 통증의 원인에 기초한 적절한 치료법인 것이다.

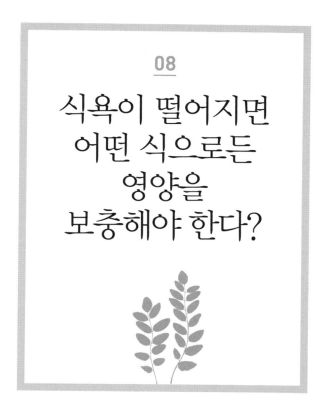

08
식욕이 떨어지면
어떤 식으로든
영양을
보충해야 한다?

　인류의 역사를 되돌아봤을 때 오늘날처럼 포식하던 시대는 없었다. 근래 50년 정도를 뺀 나머지 299만 9950년 동안은 빙하기, 가뭄, 홍수, 지진, 화재, 전쟁 같은 천재지변 때문에 인류의 선조는 늘 기근에 시달렸다. 그렇게 인간의 몸은 굶주림에는 익숙하지만 포식과 과식에 대해서는 대처하기 어렵게 길들여져 왔다. 그래서 현 인류가 비만, 고지혈증, 고혈당(당뇨병), 고요산혈증(통풍), 고염분혈증(고혈압) 같은 체내에 들어온 영양물을 처리해내지 못하는 병에 쉽게 빠지는 것이다.

이러한 사실은 몸속 호르몬을 보면 쉽게 이해할 수 있다. 인간의 몸속 60개 조의 세포는 거의 100%가 당분을 에너지원으로 삼아 살아가므로 저혈당 발작(떨림, 손발 저림, 실신 등)은 일어나지만 저단백 발작이나 저지방 발작은 아예 존재하지 않는다. 공복으로 저혈당 상태가 되었을 때는 혈당을 높이기 위해 아드레날린, 노르아드레날린, 코르티솔, 글루카곤, 성장호르몬, 티록신 등 10가지 정도의 호르몬이 분비되지만, 포식을 하여 고혈당에 빠지면 혈당을 내리기 위해 분비되는 호르몬은 인슐린뿐이다.

"더 이상 먹지 말아줘" 신호에 대한 잘못된 해석

지나치게 많이 먹는 식습관으로 질병을 앓기 전에 몸은 본능적으로 "제발 더 먹지 말아줘!"라는 신호를 보낸다. 그것이 위염이나 장염으로 인한 식욕 부진과 구토다. 그럼에도 소화제나 정장제(장의 기능을 바로잡는 약)를 먹어서 어떻게 해서든 음식물을 위장으로 집어넣으려고 애쓰는 우리 현대인의 모습은 참으로 우스꽝스럽다.

과식하여 몸 안에 잉여물과 노폐물이 많아지면 그런 쓸모없는 물질들을 청소하기 위해 박테리아균이 침입하여 염증을 일으키고, 그 결과 우리 몸은 발열과 식욕 부진을 통해 '먹는 것이 괴롭다'고 절규한다. 그런데 주위 사람이나 의사는 병과 싸울 체력을 다져야 한다면서 한 숟가락이라도 더 먹으라고 말하니, 당연히 병이 악화될 뿐 나아질 리 없다.

미국의 미네소타대학 의학부 교수 M. J. 마레이 박사는 1975년 사하라 사막을 방문하여 당시 기근을 겪고 있던 유목민들에게 식료품을 전달했다. 그런데 식료품을 공급한 지 얼마 되지 않아서 돌연 말라리아가 발생하였다. 박사는 이런 사실을 단서로 삼아서 다음과 같은 여러 가지 사례를 고찰 및 검토하였다.

- 기근에 시달리는 에티오피아의 소말리아 유목민에게 식료품이 공급되자 말라리아, 브루셀라병(브루셀라균의 감염으로 발생하는 인간과 동물의 공통 전염병), 결핵 같은 감염증이 생겨났다.
- 중세 영국에서 발생한 천연두는 가난한 사람들보다 부자들을 더 많이 공격했다.
- 제1차 세계대전 중에 발생한 인플루엔자는 영양 공급이 충분한 사람들의 사망률을 높이는 결과를 낳았다.
- 제2차 세계대전 중 과밀 상태에 있던 캠프에서 영양 상태가

좋지 않았던 사람들의 장티푸스 발병률이 가장 낮았다.

이런 사실을 통해 마레이 박사는 음식물의 영양소가 몸을 유지하는 것보다는 병원균을 분열하거나 증식시키는 데 이용되는 것 같다고 지적했다. 바꿔 말하면, 기아가 병원균의 감염을 억제하는 활동을 한다는 것이다. 이 추론을 증명하기 위해 박사는 다음과 같은 실험을 하였다.

우선 쥐 100마리를 아무런 균에 감염되지 않은 쥐와 복강(복막에 의해 둘러싸여 있는 공간으로 신체에서 가장 큰 빈 공간) 안에 병원균을 넣어 일부러 병에 걸리게 한 쥐로 나누었다. 이 두 그룹을 각각 자유롭게 음식을 먹을 수 있는 그룹과 위에 튜브를 넣어서 억지로 먹이는 그룹으로 다시 나누어 사망률과 평균 생존일수를 살펴보았다.

그 결과 감염증(복막염)이 일어난 쥐에게 음식물을 무리하게 먹일 경우 사망률이 높아진다는 것을 알게 되었다(77쪽 도표 참조). 즉, 감염증(병)이 있을 때 체력을 키운다는 이유로 무리하게 먹는 것이 얼마나 몸에 나쁜지를 증명한 것이다. 결국 마레이 박사도 "식욕 부진은 자신의 몸에 대한 방위 반응에서 아주 중요한 역할을 하고 있다"라고 결론을 내렸다.

	처방 내용	사망률 (%)	평균 생존일수
I군 (감염되지 않은 쥐 10마리)	· 매일 아침 2g의 먹이를 위 튜브로 먹인다. · 그 외에는 자유롭게 먹게 한다.	0	
II군 (감염되지 않은 쥐 30마리)	· 자유롭게 먹게 한다. · 매일 아침 위 튜브를 넣지만 그 안에 먹이는 넣지 않는다. · 0.85%의 식염수 0.2ml를 복강 내 주사	0	
III군 (감염된 쥐 30마리)	· 복강 안에 L.monocytigenes라는 병원균을 0.85%의 식염수 0.2ml에 녹여서 주사하여 감염시킨다. · 자유롭게 먹게 한다. · 매일 아침 위 튜브를 넣지만 그 안에 먹이는 넣지 않는다.	43	8.7일
IV군 (감염된 쥐 30마리)	· 복강 안에 III군과 같은 병원균을 주사하여 감염을 일으킨다. · 매일 아침 위 튜브를 넣어 강제적으로 먹이를 2g 먹게 한다. · 그 외에는 자유롭게 먹게 한다.	93	3.9일

영양 과잉은 백혈구를 게으르게 만든다

　지나친 영양 섭취는 백혈구의 활동을 떨어뜨리는 결과도 낳는다. 실제로 스웨덴의 카로린스카대학에서는 외과 수술을 한 환자에게 영양 높은 수액을 투여했더니 수액의 투여량이 많을수록 폐렴이나 담낭염, 수막염 같은 감염증이 쉽게 유발되었다는 보고를 했다.

　이런 일이 생기는 이유는 포식한 백혈구가 게을러지기 때문이다. 면역력의 주인공인 백혈구는 혈액 안을 자유롭게 헤엄쳐 다니면서 혈액 안의 당과 지방 등을 먹어치우고, 혈액 안과 몸속 노폐물이나 병원균 같은 유해물을 탐식하면서 처리하는 역할을 한다. 그런데 혈액 안에 당분이나 지방 같은 영양 물질이 늘어나면 백혈구도 그런 물질을 마구 먹어대서 배부른 상태가 된다. 이렇게 되면 백혈구는 더 이상 병원균이나 암세포를 먹어치울 필요성을 느끼지 못하게 되는 것이다.

　이는 그냥 보아넘길 일이 아니다. 혈액 안에 당분이 지나치게 많은(고혈당) 상태인 당뇨병 환자는 면역력이 떨어져서 폐렴·결핵·방광염·피부염 같은 감염증에도 쉽게 걸리고 암의 발생률도 높은데, '당뇨병은 합병증이 무섭다'는 말도 여기에서 기인한다. 마찬가지로 비만인 사람이 정상 체중인 사람보다 온갖 병에 걸릴 감염률이나 사망률이 높은 것도 영양 과잉으로 백혈구의 탐식력(면역력)

■■■■ 사인별 비만자 사망률 _ 정상체중자의 사망률을 100으로 했을 경우

사인	남성	여성	사인	남성	여성
당뇨병	383	372	**뇌출혈**	159	162
간경변증 *	249	147	**심장질환**	142	175
충수염 **	223	195	**자동차사고**	131	120
담석	206	284	**자살**	78	73
만성신장염	191	212	**결핵**	21	35

* 만성적인 염증 때문에 정상적인 간 조직이 재생결절 등의 섬유화 조직으로 바뀌어 간의 기능이 저하되는 것
** 맹장 끝에 6~9cm 길이로 달린 충수돌기에 발생하는 염증

이 떨어졌기 때문이다(위 도표 참조).

　야생동물은 의사나 간호사는 물론 병원도 존재하지 않는 곳에서 건강을 유지하면서 생명의 맥을 잇는다. 야산을 걷다가 심근경색으로 쓰러진 너구리를 만난다거나, 뇌졸중 때문에 반신불수인 상태로 걷는 여우를 봤다는 얘기는 들어본 적도 없다. 하물며 몸져누워 있는 족제비를 본 일도 없다. 그들은 모두 건강하게 천수를 누리다가 이세상을 떠날 때가 되었음을 직감하면 몰래 몸을 숨겨 조용하게 죽어간다. 드물게 병에 걸리거나 상처를 입더라도 먹이를 먹지 않거나 열을 냄으로써 스스로 병을 고친다.

　우리 인간도 동물이다. 그런 점에서 발열과 식욕 부진(소식)이야말로 인간의 건강을 지켜주는 최고의 명의임을 인정해야 한다.

제2장

오염된 혈액을
깨끗하게 정화해야
병에서
벗어날 수 있다

병에 걸렸다는 신호를 감지하면
무조건 병원이나 약국으로 달려가는 사람들이 있다.
하지만 병은 오염된 혈액을 깨끗하게 만드는 인체의 자연치유 반응이다.
즉 혈액이 깨끗해져야 병이 낫는 것이다.
혈액 오염의 의미부터 혈액을 깨끗하게 만드는 생활습관까지
병에 관해 통합적으로 알아본다.

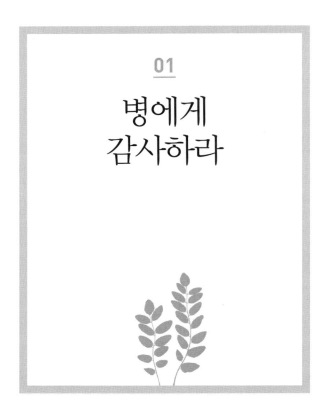

01

병에게
감사하라

앞에서 말했듯이 인간의 생명은 30억 년 전 바다에서 탄생했다. 처음에는 아메바와 같은 단세포 생물이었으나 서서히 어류, 양서류, 파충류, 조류, 포유류의 순서로 진화하였고 드디어 인류로 발전했다.

30억 년 전의 선조인 아메바가 자손을 남기기 전에 죽었다면, 혹은 500만 년 전의 선조인 원숭이가 자손을 낳기 전에 죽었다면 지금의 나는 없을 것이다. 이렇게 30억 년 동안 경험한 것은 몸속 세포(유전자)가 모두 기억하고 있으며, 이런 생명을 다음 세대에 전하기 위해, 즉 건강을 유지하기 위해 몸은 본능적으로 자연치유를 위한 다양한 반응이나 행동을 하게 된다. 예를 들어 물을 마시고 싶거나 염분을 섭취하고 싶다는 자발적인 욕구, 발열이나 식욕 부진 같은 몸의 반응은 본능에 따른 것이며, 이를 바꿔 말한다면 자연치유력이라 할 수 있다.

병은 몸의 상태를 알려주는 본능적 신호,
그 신호에 귀 기울이면 자연치유력은 높아진다

종종 환자들로부터 하루에 물을 어느 정도 마시면 좋은지, 혹은 어떤 비타민이 몸에 좋은지에 대한 질문을 받는다. 그럴 때마다 나는 이런 이야기를 들려준다.

"너구리 두 마리가 물가에 물을 마시러 가는데 한 마리가 다른 한 마리에게 나는 어느 정도 물을 마시면 되느냐고 묻는 일이 있을까요? 없을 겁니다. 모두 자신의 본능에 따라서 스스로 정하는 것입니다. 그러므로 당신도 수분이 필요할 때 원하는 만큼 마시면 됩니다.

그리고 영양제는 자기가 먹어봐서 몸 상태가 좋아졌다고 느끼면 계속 먹으면 됩니다."

내가 주장하는 이런 내용이 일반적인 서양의학의 학설과는 정반대여서 당황스러워 하는 환자들도 종종 있다.

그러나 우리는 30억 년의 역사를 자랑하는 자연치유력(본능)에 비하여 서양의학, 영양학 같은 과학의 역사는 겨우 수백 년밖에 되지 않았다는 점을 유념해야 한다. 그래서 아직도 학설이 백팔십도 바뀌는 일이 자주 있으며, 매일 무언가가 새로 발견되는 것이다. 새로 발견하였다는 것은 지금까지 그 사실을 모르고 치료했다는 것이니, 서양의학자들은 절대 자랑해서는 안 될 일이다.

2004년 말 수마트라에서 지진에 의한 쓰나미로 한순간에 30만 명 이상이나 되는 생명이 사라졌다. 또 2011년 3월에는 일본 동북부 지방 해저에 규모 8.9의 지진이 발생하고 그로 인해 초대형 쓰나미가 밀려오면서 여러 도시와 셀 수 없이 많은 생명이 물에 잠기는 참사도 벌어졌다. 이러한 자연재해가 올 때마다 인간의 지혜나 과학은 자연의 힘에는 도저히 미치지 못한다는 것을 절실히 느끼게 된다. 자연의 산물인 인간의 몸 안에도 그런 대지진이나 쓰나미를 일으키는 것과 같은 자연의 힘이 존재하고 있다. 그러니 건강할 땐 무신경하다가 병에 걸렸을 때 서양의학에만 의존하여 치료하지 말고 매일매일 자신의 몸이 내보내는 사인, 즉 본능에 귀를 기울여 몸이 가진 치유의 능력으로 치유하는 것이 중요하다.

스스로 진단하여 병을 고치는 동양의학을 체득하는 일은 결코 어렵지 않다. 자연을 중시하는 의학, 즉 동양의학의 관점에서 병을 바라보면 병은 적이 아니며 오히려 감사해야 할 대상으로 봐야 한다. 왜냐하면 병이란 동양의학에서 주장하는 '만병일원, 혈액의 오염에서 생겨난다'는 말처럼 혈액의 오염을 어떻게든 정화하여 고치려고 하는 자연스러운 반응이기 때문이다.

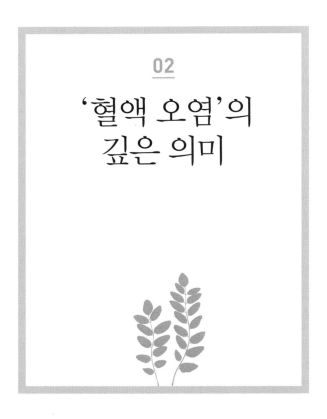

'혈액 오염'의 깊은 의미

의학 사전을 살펴보면 병명만 몇천, 몇만 개나 된다. 뭔가를 새로 발견할 때마다 병명이 점점 불어나기 때문이다. 예를 들어 간염은 바이러스성 간염, 음주에 의한 알코올성 간염, 약물에 의한 약물성 간염, 자가면역성 간염 등으로 나뉜다. 바이러스성 간염에는 유행성 간염이라고 불리는 A형 간염과 수혈로 생긴 B형(혈청) 간염이 있으며, 그 밖의 바이러스성 간염은 비(非)A형 간염과 비B형 간염으로 분류한다. 여기에 더하여 비A형 간염과 비B형 간염을 일으키는 C형 간염바이러스가 발견되었고, 그 이후에 계속 D형 간염바이러스, E형 간염바이러스가 나타났다. 이렇게 간염의 종류가 A형, B형, C형, D형, E형 등으로 점차 추가되면서 병명도 늘어나게 되었다. 이렇듯 서양의학에서 병명은 새로운 발견과 더불어 멈추지 않고 계속 증가하고만 있다.

그러나 동양의학에서는 병명이 그리 다양하지 않을뿐더러 2천 년이나 이전부터 '만병일원, 혈액의 오염에서 생겨난다' 라는 사상으로 병을 바라봤다.

인체에 있는 60조 개의 세포가 각자의 일(생활대사)을 하고 나면 노폐물이 만들어지는데, 서양의학에서는 노폐물이 일단 혈액 안으로 들어오면 그 대부분은 신장에서 오줌의 형태로 배출되고, 물에 녹지 않는 노폐물은 폐에서 토해내는 공기로 배출된다고 본다. 그러므로 신장병으로 생긴 신부전(요독증)이나 폐암, 폐결핵 등으로 생긴 호흡부전이 없는 한 혈액은 오염되지 않는다고 생각한다.

그러나 막상 단식을 해보면 3일째쯤부터 명상을 하기가 어려울 정도로 심한 구취와 설태, 탁한 가래, 진한 오줌, 발진, 대하(여성의 질에서 나오는 흰색이나 누런색 또는 붉은색의 점액성 물질) 등이 몸밖으로 나온다. 3일 내내 입에 넣은 것은 오직 수분(물 단식의 경우)이나 당근사과주스(주스 단식의 경우)로, 더럽고 냄새 나는 원료가 아닌데도 더러운 노폐물이 몸 밖으로 많이 배출되는 것이다. 일반적으로 이러한 노폐물에는 요소질소, 크레아티닌, 요산, 아민, 암모니아, 스카톨, 인돌, 유산, 피루브산, 이산화탄소, 일산화탄소, 질소화합물 외에도 여러 종류의 잡다한 물질이 포함되어 있다. 평소 몸속이 더러워져 있지 않았다면 이 노폐물들을 어떻게 설명할 수 있단 말인가.

밀리언셀러가 된 이시하라 신타로의 《나이가 들어야 인생》에는 1995년에 내가 경영하는 요양소에서 처음으로 단식했을 때의 경험담이 소개되어 있다. 그 내용을 보면 '단식을 시작하자 노폐물이 몸에서 나오기 시작하였고, 2~3일이 지나자 스스로 느낄 수 있을 정도로 방 안이 이상한 냄새로 가득 찼다'라고 그때의 상황을 묘사하고 있다.

그런데 동양의학에서 말하는 '혈액의 오염'은 이러한 노폐물, 유해물, 유독물보다 훨씬 더 깊은 의미를 갖는다. 89쪽 표는 서양의학에서 분석한 혈액의 성분인데, 혈액을 유리관에 넣고 잠시 내버려두면 무거워서 아래로 가라앉는 것이 혈구 성분, 위에 남는 것을 혈장이라고 한다. 동양의학에서는 이런 혈액 성분의 과부족도 혈액의 오염으로 보고 있다(90쪽 도표 참조).

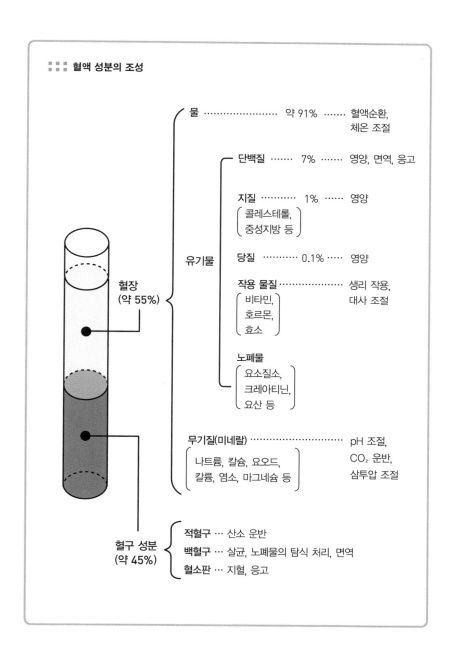

물 ·················· 약 91% ······· 혈액순환,
체온 조절

단백질 ······· 7% ······· 영양, 면역, 응고

지질 ········· 1% ······· 영양
[콜레스테롤,
중성지방 등]

유기물

당질 ········· 0.1% ····· 영양

혈장
(약 55%)

작용 물질 ··················· 생리 작용,
대사 조절
[비타민,
호르몬,
효소]

노폐물
[요소질소,
크레아티닌,
요산 등]

무기질(미네랄) ······························ pH 조절,
CO_2 운반,
삼투압 조절
[나트륨, 칼슘, 요오드,
칼륨, 염소, 마그네슘 등]

혈구 성분
(약 45%)

적혈구 ··· 산소 운반
백혈구 ··· 살균, 노폐물의 탐식 처리, 면역
혈소판 ··· 지혈, 응고

:::: 혈액 성분 과부족에 따른 종류별 증상

	혈액 성분	과잉	부족
혈장	• 수분	• 수독 증상	• 탈수
	• 단백질	• 고단백혈증	• 영양실조 • 면역력 저하
	• 지방	• 고지혈증	• 영양 저하
	• 당질	• 당뇨병	• 저혈당증
	• 호르몬 갑상선호르몬 부신피질호르몬 인슐린	• 갑상선기능항진 • 쿠싱증후군 • 저혈당증	• 점액수종 • 에디슨병 • 당뇨병
	• 효소 GOT / GPT 아밀라아제	• 간염, 간암 등 • 췌장병 등	
	• 노폐물(크레아티닌 외)	• 신장병	
	• 무기물 철, 칼슘 칼륨 등	• 다혈증 • 고칼슘혈증(부갑상선병) • 신장병	• 빈혈 • 저칼슘혈증(골다공증) • 근력 저하
혈구	• 적혈구	• 다혈증(혈전증)	• 빈혈
	• 백혈구	• 백혈병 등	• 면역력 저하 • 재생불량성 빈혈 등
	• 혈소판	• 혈전증	• 출혈 경향

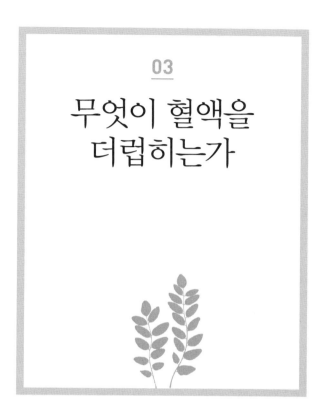

03

무엇이 혈액을
더럽히는가

그러면 어떻게 해야 혈액이 더러워지는 것을 막을 수 있을까? '지피지기면 백전백승'이라는 말도 있듯이 무엇이 혈액을 더럽 히는지만 알면 대처 방법을 찾을 수 있다. 그러면 혈액을 더럽히 는 원인들을 하나씩 살펴보자.

필요 이상으로 많이 먹고 마신다

현대인의 생활을 고려해볼 때 육체노동자가 아니라면 세 끼를 모두 챙겨 먹는 것 자체가 과식이라고 할 수 있다. 인류가 살아온 300만 년 중 299만 9950년이 공복과 기아의 역사였는데 현대 들어서 "아침이 되었으니까", "점심때가 됐으니", "저녁 먹을 시간이 되어서"라며 습관적으로 위장 안을 음식물로 꽉꽉 채우고 있으니 말이다.

게다가 밤늦은 시간까지 음식을 먹거나, 아침에 식욕이 없는데도 '아침을 먹어야 하루가 활기차다'라는 설에 사로잡혀 억지로 먹는 경우가 많다. '식욕이 없다'는 느낌은 본능이 보내는 신호다. 즉 '먹어도 소화할 힘이 없다', '더 이상 먹으면 혈액 안에 잉여물과 노폐물이 쌓이게 된다'라는 경고인 셈인데 우리는 그 신호를 무시한 채 음식을 계속 먹고 있는 것이다.

문제는 본능이 보내는 신호를 무시했을 때 얻게 되는 결과다. 가장 먼저 혈액 속 콜레스테롤, 중성지방, 당분, 단백질, 수분 등이 증가하여 노폐물이 많아진다. 그 결과 지방간이 생겨 GOT, GPT 등 간 기능을 나타내는 수치가 상승하거나 적혈구, 백혈구, 혈소판이 증가하게 된다.

또 고체중(비만)에 걸리기 쉬운데, 이는 여러 가지 내분비 계통(갑상선, 부신, 난소)을 비정상적으로 작동하게 만들어 호르몬의 밸런스를 무너뜨린다. 고혈당(당뇨병), 고요산혈증(통풍), 고염분혈증(고혈압) 같은 '고(高)'가 붙은 병에 걸리기 쉬운 몸으로 만든다.

먹는 것에 비해 움직임이 턱없이 적다

거의 모든 가정에 전기청소기와 전기세탁기가 한 자리를 차지하게 되면서 사람들의 근육 노동은 확연히 줄어들었다. 여기에 교통수단까지 발달해 걷는 시간마저 줄어들어 사람들은 결국 운동 부족의 부작용을 떠안게 되었다.

노동이든 운동이든 움직임이 부족해지는 것은 저체온과도 관련이 깊다. 인간 체중의 절반은 근육이고, 체온의 40% 이상은 이 근육에서 생산되는데 움직임이 부족하면 체온이 내려간다. 체온이 낮아지면 콜레스테롤, 중성지방, 당이 충분히 연소되지 않고 그로 인해 생긴 잉여물이 고지혈증과 고혈당(당뇨병)까지 초래한다. 결국 요산을 비롯한 여러 가지 노폐물의 연소나 배설도 나빠져 혈액이 더러워진다.

끊임없이 스트레스를 받는다

고대의 의사들은 건강하게 장수하는 비결 중 하나로 낙천적인 성격을 꼽았다. 좋은 기분, 재미있는 농담, 뱃속 깊숙한 곳에서 터져 나오는 호쾌한 웃음은 몸과 마음 모두에 긍정적인 작용을 하고 정신적 불안은 병을 불러일으킨다고 했다. 크게 실망하거나 낙담한 후에 병이 생기는 것은 옛날부터 자주 있었던 일이다.

'스트레스(stress)'라는 말을 만들고 개념을 정립한 것은 노벨 생리학의학상을 받은 캐나다의 세리에 박사이다. 세리에 박사는 외부로부터 오는 자극을 '스트레서', 그 결과 생겨난 생체 변화를 '스트레스'라고 지칭했다. 생체에 스트레서가 가해지면 우선 교감신경과 부신수질이 활동하고 혈당과 혈압이 상승한다. 그와 동시에 뇌하수체 전엽에서 부신피질자극호르몬의 분비가 증가하고, 이것이 자극제가 되어 부신피질호르몬인 코르티솔의 분비도 촉진되어 그 결과 전신적응증후군이 생긴다고 박사는 생각했다.

전신적응증후군의 현상은 경고반응기, 저항기, 피비기의 3단계로 나타난다. 이것은 어디까지나 생체의 방어 반응 혹은 항상성 유지의 표현이기는 하지만 피비기가 되면 병이 생기게 된다.

심신증, 혹은 신경증이라는 말이 있다. 심신증이란 마음이 원인이 되어 생긴 신체적 증상이다. 스트레스가 생기면 혈액 안에 콜레스테롤, 중성지방, 당, 요산, 적혈구가 증가하여 혈액이 오염되고 백혈구 안의 림프구가 코르티솔에 의해 용해되어 면역력도 떨어진다. 실제로 심장신경증, 고혈압, 위궤양, 십이지장궤양, 과민성 대장염, 천식, 원형탈모증, 부인성 갱년기장애, 간염, 췌장염 등은 스트레스로 생기는 경우가 많다.

'병(病) 절반, 기(氣) 절반'이라는 말처럼 병은 '기(氣)의 병'이라고도 한다. 병을 뜻하는 영어 단어 'disease'가 'ease(안심, 여유, 편안함)＋dis(반대의 의미를 나타내는 접두사)'의 조합인 것을 보면 병을 부르는 것이 다름 아닌 스트레스임을 확신하게 된다.

몸이 점점 차가워지고 있다

'냉증'이라는 병명은 서양의학에는 없다. 따라서 손발이나 몸이 차가워 컨디션이 안 좋다고 호소했을 때 서양의학에서는 제대로 처치해줄 수가 없다. 병명 자체가 없으니 증상을 개선해주는 약도 없기 때문이다.

그러나 동양의학에서는 2천 년 전부터 차가움이 병의 발생과 깊은 관계가 있다고 생각해왔으며, 체온을 높이는 데 갈근탕만한 것이 없다고 말한다. 갈근탕은 칡뿌리와 마황, 계피, 작약, 대추, 생강처럼 몸을 덥히는 생약으로 만든 감기약이다.

에도시대에 모든 증상의 환자에게 갈근탕을 처방하는 의사(갈근탕 의사)가 있었다고 한다. 감기에 걸린 환자가 찾아오면 "갈근탕이 제일이지"라고 처방하고, 설사하면서 배가 아프다는 환자에게도 갈근탕을, 뾰루지가 생겨서 가렵다는 환자에게도 갈근탕을 처방했다. 그런데 놀랍게도 갈근탕만으로 이런 병들이 모두 나아 그 이후로 갈근탕이 유행했다.

체온이 평소보다 1℃ 내려가면 면역력이 30% 이상 저하되고, 반대로 1℃ 상승하면 면역력이 5~6배가 된다는 연구 보고가 있으니 몸을 덥혀주는 작용이 탁월한 갈근탕으로 다양한 병을 고쳤다는 것은 결코 과장된 이야기는 아닐 것이다.

갈근탕에 대한 글을 보면 감기, 기관지염, 결막염, 중이염, 두통, 어깨결림, 팔의 통증, 발진, 화농, 설사, 혈변, 고혈압, 야뇨증 등 다양한 증상에 효능이 있다고 쓰여 있다.

이처럼 몸을 덥게 만들면 면역력이 올라가 병을 고치는 능력이 강해진다. 반대로 몸이 차가워지면 몸 안에 콜레스테롤, 중성지방, 당 같은 잉여물과 요산, 유산, 피루브산을 비롯한 각종 물질이 다 타지 않고 남아 혈액을 더럽게 만들기 때문에 병이 생긴다.

화학약품에 중독되어 가고 있다

원래 '약(藥)'이란 '풀 초(草)' 부수에 '약(樂)' 자를 쓴 것으로 병에 걸렸을 때 어떤 종류의 풀을 섭취하면 편안해진다는 의미다. 영어 단어 'drug(약)'도 'dry herb(건조된 풀)'가 어원이다. 이러한 생약에는 병을 낫게 하는 성분과 부작용을 억제하는 성분이 함께 들어 있어 인체에 안전하다.

이에 반해 식물에서 유효 성분만을 추출하거나 그 구조식을 해명하여 화학적으로 합성해놓은 화학약품은 병에 매우 효과적으로 작용하기는 하지만 완충 작용을 할 수가 없어 부작용도 덩달아서 발생하는 경우가 많다.

동양의학에서는 질병을 '혈액의 오염을 정화하여 고치려고 하는 반응'이라고 생각한다. 따라서 병에 걸렸다고 해서 무조건 약으로만 억제하려고 하면 역효과를 불러온다고 본다. 화학약품에 의한 치료는 대부분 대증요법에 지나지 않으니 복용량이 많을수록 혈액이 더러워진다는 것은 두말할 나위 없다.

각종 오염 물질을 섭취, 흡입하며 산다

혈액을 더럽히는 요인은 그 외에도 폐로 들어오는 배기가스, 공장의 매연, 담배연기 등이 있고 위장으로 들어오는 식품 첨가물, 식품 보존료, 식품 착색료, 식물 속의 잔류농약, 수돗물에 포함된 트리할로메탄 등이 있다.

이를 비율로 살펴보면 지역이나 사람에 따라 정도의 차이는 있겠지만, 평균적으로 공해 오염물질이 2%, 식품 첨가물이 1% 정도이다. 비록 비율은 적은 편이지만 스스로 개선할 수 있는 부분이 아니라는 점에서 무시해서는 안 될 혈액 오염 요인이다.

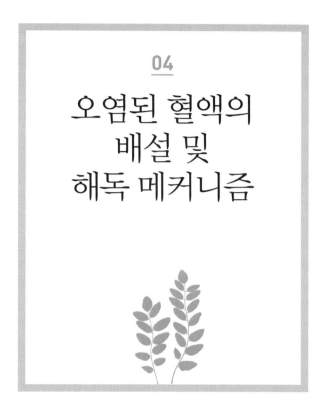

04

오염된 혈액의 배설 및 해독 메커니즘

혈중 노폐물의 대부분은 신장에서 오줌으로, 물에 녹지 않는 노폐물은 폐에서 호기로 배설된다. 술 마신 다음 날에 숨을 내쉴 때마다 술 냄새가 나는 것은 알코올이 분해되지 않아서다.

이것만 봐도 폐는 오염된 혈액의 충실한 배설 기관이자 해독 기관이라는 것을 알 수 있다.

어떤 사람이 구취 때문에 고민이 심각하여 치과에서 구강 검사도 받아보고 내과에서 위내시경 검사도 했는데 아무 이상이 없다는 말만 들었다며 상담해온 적이 있다. 나는 그에게 당연한 결과라고 얘기했다. 내쉬는 숨 대부분은 혈액 안의 이산화탄소, 질소화합물, 휘발성 노폐물로 이루어져 있는데, 거기서 냄새가 난다는 것은 혈액이 오염됐다는 증거로 봐야 하기 때문이다.

신부전 때문에 오줌을 배출하지 못하고 인공투석을 받고 있는 사람이 내쉬는 숨에서는 종종 오줌 냄새가 나는데, 이는 오염된 혈액을 해독하고 배설해내는 장기인 신장이 작동하지 않아 다른 해독 및 배설 장기인 폐에서 호기를 통해 혈액 안의 노폐물을 배설하고 있기 때문이다. 이 밖에도 눈곱, 코딱지, 변, 귀지, 땀으로도 체내 오염물은 배설된다.

혈액이 지나치게 오염되어 있으면

사람의 몸에는 혈액 안에 쌓여 만병의 근원이 되는 노폐물을 평소에 눈곱, 코딱지, 변, 오줌, 땀, 월경 등으로 배설하여 혈액을 정화하고 병을 방지하는 자연스러운 메커니즘이 존재한다.

또 면역력에 대해 다룬 책을 보면 주인공으로 등장하는 백혈구는 병원균을 먹어치우고 살균하거나 암세포를 살상한다고 나오는데, 이는 백혈구 본연의 역할이다. 즉, 백혈구는 근본적으로 혈액의 오염을 탐식하고 정화하기 위해 존재하는 것이다.

나는 대학원 4년 동안 백혈구 연구에 몰두했는데, 살아 움직이는 백혈구에 박테리아균과 라텍스(고무)의 작은 입자나 먹물을 함께 주면 박테리아균보다 라텍스나 먹물을 더 많이 먹어치워서 자신의 몸을 까맣게 물들이던 장면을 지금도 선명하게 기억한다.

과식, 운동 부족, 스트레스, 냉증 등으로 생긴 노폐물이 몸 안에 지나치게 많이 고이면 눈곱, 코딱지, 변, 오줌, 땀 등으로 배설하거나 백혈구가 아무리 먹어치워도 완벽히 깨끗하게 처리할 수 없다. 그럴 때 몸 안에는 여러 가지 반응, 즉 노폐물의 배설과 처리 반응(증상)이 일어나는데 그것을 서양의학에서는 병이라고 파악하여 이를 억제하는 치료를 한다.

근래 30년 동안 의사의 수와 의료비 지출이 폭발적으로 증가하고 의학도 계속 발달하고 있다는데도 병이 줄지 않는 이유는 바로 여기에 있다.

목숨을 구한 사혈요법

동서양을 불문하고 사혈요법은 옛날부터 존재하였다.

1541년 4월 7일 포르투갈의 리스본에서 출항하여 아시아로 선교 활동에 나선 프란시스코 자비엘은 출발한 지 13개월 후인 1542년 5월 6일에 인도 서해안의 고아 지방에 도착할 때까지 아홉 번이나 빈사 상태에 빠졌다. 그 당시의 범선은 바람이 불지 않으면 바로 멈춰 서버렸기 때문에 적도 부근에 있으면 불타는 지옥처럼 느껴졌을 것이고 더불어 체력에 무리가 많이 갔을 것이다. 그리고 무엇보다도 항해 중에는 채소와 과일이 부족해 자비엘뿐만 아니라 그 일행도 괴혈병을 얻어 하나둘씩 쓰러져 갔다. 그런데 이런 상황에서 아홉 번이나 자비엘을 구한 것은 주치의인 사라이바가 시도한 사혈요법이었다.

예전에 독일의 뮌헨시민병원에 견학을 갔을 때 내과·외과 같은 일반진료과 외에 자연요법으로 진료하는 과를 본 적이 있다. 그곳에서는 환자를 치료하는 데 여러 종류의 허브를 사용하고 뜸, 침이나 마사지 같은 이학요법 외에 암 환자나 류머티즘 환자의 정맥에서 피를 뽑아 병을 고치는 요법도 시술했다. 이들도 사혈요법의 하나이다.

또 어깨결림이나 요통이 심한 사람의 환부에 침을 놓고 부항기로 흡인하면 검고 찐득찐득한 혈액이 나오는데, 이렇게 피를 뽑고 나면 통증이 거짓말처럼 낫기도 한다. 그런데 건강한 사람에게는 아무리 똑같이 해봐도 혈액이 나오지 않는다. 이처럼 환자에게 침을 놓아서 피를 뽑는 것도 사혈요법이다.

그리고 여성에게는 남성에게 없는 월경(생리)이 있는데, 이 월경 또한 혈액을 정화하는 데 큰 몫을 담당한다. 월경은 오염된 혈액을 배출하는 자연 사혈이다. 여성이 남성보다 장수하는 이유 중 하나는 이 자연 사혈에 있다고 나는 생각한다. 사혈 덕분에 오염된 피가 배출되어 혈액이 정화되기 때문이다.

일본에서도 예전부터 사혈요법을 사용했으며, 최근에는 일본의 몇 개 대학

병원과 종합병원이 C형 간염 환자에게 사혈요법을 실시하여 성과를 거두고 있다. 서양의학의 관점에서 C형 간염이나 알코올성 간염에 걸리면 간장에 철이 쉽게 축적되고, 그 결과 간세포보다 많은 양의 활성산소가 발생하여 간세포가 파괴되기 쉬워진다. 따라서 사혈을 하여 혈액 안의 혈색소(헤모글로빈, 철분을 포함한 단백질로 정상치 12~16g/dL)를 감소시켜 빈혈기(11g/dL)가 있는 정도로 유지해야 한다는 것이다. 이에 대한 동양의학의 관점은 '사혈에 의해서 혈액이 정화되는 것'이라고 간략히 표현할 수 있다.

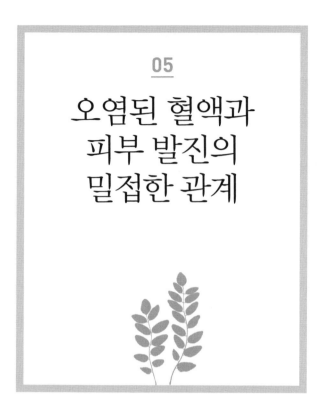

05

오염된 혈액과
피부 발진의
밀접한 관계

의대 6학년 시절 피부과 수업시간, 정년이 가까운 피부과 노교수께서 "자네들, 피부병에 없는 세 가지가 무엇인지 알고 있는가?"라는 질문을 던지셨다. 모두 그 질문에 어떻게 답해야 할지 전혀 감을 못 잡고 있는데 교수님께서 "피부병은 알 수가 없다, 고칠 수 없다, 죽을 수 없다(죽지 않는다)는 것일세"라고 웃으시며 말씀하셨던 기억이 난다. 그만큼 피부병은 서양의학에서 볼 때 원인을 파악하기 어려운 질환이다. 그 결과 당연히 고칠 수도 없다. 그렇다고 피부병 때문에 죽는 일도 거의 없으니, 교수님은 피부과 의사 생활 40년의 감회와 섞어서 자조적으로 그런 말씀을 하신 것 같다.

동양의학에서 파악하는 피부병은 혈액의 오염이 피부를 통해서 배설되는 과정, 즉 혈액의 정화 반응이다. 그래서 피부병은 과식하고 과음하는 사람에게 자주 일어나고 갈근탕을 처방하면 깨끗하게 낫는 경우가 많다. 갈근탕은 몸을 덥히고 땀을 나게 해 혈액 안의 노폐물을 배설하기 때문이다.

서양의학에서는 피부에 일어난 발진을 두드러기, 습진, 아토피, 건선 등으로 구분하고 스테로이드제나 항히스타민제를 사용해서 치료한다. 그러나 발진의 원인은 혈액 안의 노폐물과 몸 안에 고여 있는 여분의 수분이다. 그렇기 때문에 일시적으로 약을 사용해서 발진 반응을 억제해봤자 발진은 다시 부위를 바꿔서 나타나기 마련이다. 따라서 서양의학의 방식으로는 피부의 발진을 제대로 치료하기 어렵다. 약을 써서 발진을 멈추게 한다는 것은 대소변의 배설을 물리적으로 멈추게 하는 것이나 마찬가지다.

어느 날 내가 경영하는 당근사과주스 단식 보양소에 히로시마의 대형 병원에 근무하는 내과원장이 방문했다. 그는 아토피를 앓고 있었는데, 약물요법 외에 온갖 방법을 다 써보았지만 소용이 없었다고 한다. 그래서 양의로서의 자존심을 접고 마지막으로 내가 운영하는 보양소를 찾아온 것이다. 그는 내 처방에 따라 일주일간 단식을 했다. 그 기간 동안 그의 피부에서는 악취가 나는 황금색 진물이 분출되었고, 그것이 말라버리면서 부스럼이 생기더니 결국 완치되었다. 피부병의 원인인 혈액 속 노폐물이 배설되어 아토피가 치유된 것이다.

피부 발진은 혈액 속 노폐물이 피부를 통해서 배설되는 과정

발진을 통해 혈액 속 노폐물을 배출할 체력이 없는 노인이나 허약자, 스테로이드제나 항히스타민제를 사용해서 발진을 억지로 억제한 경우에는 외부에서 박테리아균이 침입하면 폐렴, 기관지염, 쓸개염, 방광염, 피부염 같은 염증을 일으켜서 혈액 속 노폐물을 연소하거나 소각하려고 한다.

이를 두고 서양의학에서는 박테리아균(세균), 바이러스, 진균(곰팡이) 때문에 염증이 생긴다고 보고 이들을 죽이는 항생 물질을 사용해 염증을 치료한다. 또한, 혈액 속 노폐물과 유해물이 연소하면서 열이 나는 것인데도 해열제를 사용해서 억지로 열을 내리려고 한다. 앞에서도 말했지만 이런 치료법은 동양의학과는 정면으로 부딪힌다.

쉽게 생각하면 이렇다. 박테리아균은 하수구, 쓰레기더미, 시체 위에서 우글우글 살아가지, 개울가의 맑은 물이나 코발트블루 빛깔의 바닷물 속에서는 거의 존재하지 않는다. 왜냐하면 박테리아균은 지구에서 필요 없는 물질, 죽은 물질, 남은 물질을 분해하여 흙으로 되돌리는 것을 사명으로 삼고 있는 존재이기 때문이다. 같은 맥락으로, 인간의 몸에 박테리아균이 침입하여 폐렴, 기관지염, 쓸개염, 방광염 같은 증상이 자주 일어난다는 것은 혈액과 몸 안이 노폐물이나 유독물로 더럽혀져 있다는 의미이다. 따라서 동양의학에서는 이런 염증성 질환에 몸을 따뜻하게 해서 땀과 노폐물을 배출하는 작용을 하는 갈근탕을 처방하며, 실제로 큰 효과를 거두고 있다.

민간요법으로는 생강차(220쪽 참조), 생강홍차(221쪽 참조), 달걀술(221쪽 참조), 레몬위스키(221쪽 참조)나 중탕한 레드와인을 이용하면 좋다. 이런 요법의 목적은 박테리아균을 죽이는 데에 있는 것이 아니라, 몸을 덥혀서 땀을 내어 노폐물을 버리고 외부의 박테리아를 원천적으로 봉쇄하여 깨끗한 혈액을 만드는 것이다.

이로 미루어보면 염증성 질환에 동반되는 발열은 몸과 혈액 안의 노폐물과 유해물을 연소하고 있다는 증거이므로 해열제를 사용하는 것은 적절하지 않다는 것을 알 수 있다. 체온이 올라가면 백혈구의 탐식력이 왕성해져 몸속과 혈액 안의 노폐물을 처리하는 능력도 향상, 즉 혈액이 더 깨끗이 정화되기 때문이다.

다만, 열이 날 때는 탈수 증세가 쉽게 일어날 수 있으니 물, 녹차, 홍차, 생강홍차, 당근사과주스 같은 몸이 원하는 수분을 섭취하는 것이 좋다.

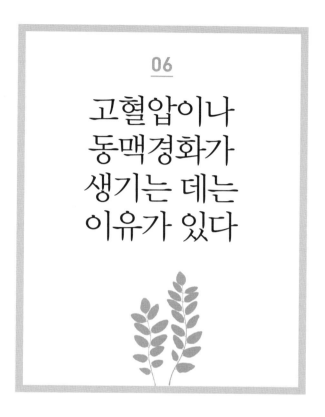

06

고혈압이나 동맥경화가 생기는 데는 이유가 있다

　발진이나 염증을 약으로 억제한 사람, 발진이나 염증을 일으킬 체력조차 없는 노인이나 허약자, 그와 반대로 체력이 너무 좋아서 혈액 속에 노폐물이 남아 있음에도 아무런 통증을 느끼지 못하는 사람의 혈관에서는 노폐물을 혈관 안쪽에 침착시켜 혈액을 깨끗하게 보존하려고 하는 몸의 본능(자연치유력)이 발생하는데, 이것이 동맥경화이다. 흔히 동맥경화의 원인은 콜레스테롤이나 지방이라고 생각하지만 실제로는 그것 외에도 요산, 각종 노폐물, 잉여물 등이 포함된다.

일단 동맥경화가 일어나면 좁아진 혈관으로 혈액이 부드럽게 흘러가도록 하기 위해 심장이 무리하게 되는데, 그것이 고혈압이다. 이렇듯 고혈압이나 동맥경화가 생기는 것도 다 이유가 있다.

그런데 서양의학에서는 이런 근본원인에 대해서는 생각하지 못하고 심장의 힘을 약하게 만드는 약물이나 혈관 확장제를 사용해서 혈압을 내리려고만 한다. 이런 처방을 통해 일시적으로 뇌졸중, 심근경색, 고혈압, 뇌졸중, 신장병을 막을 수는 있지만 이와 같은 생활습관이 계속된다면 결국 혈액은 다시 오염된다. 그러다가 어느 정도를 넘어서면 혈관은 더 좁아질 수가 없으므로 이번에는 혈액의 오염을 굳혀서 혈전을 만들거나 출혈을 통해 노폐물을 몸 밖으로 배출하려고 한다. 이 상태가 되면 서양의학에서는 혈전에 대해서는 출혈을 유도하는 약을, 출혈에 대해서는 혈전을 만드는 약을 사용한다.

그러나 동양의학에서는 혈전이 생기건 출혈이 나타나건 황련해독탕, 계지복령환, 도핵승기탕 등과 같은 오염된 피를 내보내는 약을 사용한다. 혈전과 출혈은 표현 방식이 다를 뿐 원인은 혈액의 오염이라는 점에서 같기 때문이다. 즉 코피, 구강 출혈, 혈변, 위궤양으로 생긴 출혈, 뇌출혈 등 모든 출혈은 혈액의 오염이 원인이 되어 나타나는 결과이자 병을 고치려는 반응이라고 생각해도 좋다.

몸이 원하는
헬스 코칭

담석, 결석도 혈액 오염이 원인

식생활이 서구적으로 변하면서 담석의 종류 중 빌리루빈결석이 감소하고 콜레스테롤결석이 증가하고 있다. 원래 담석이란 담즙 성분이 지나치게 진할 때 이를 돌덩어리로 만들어 담즙의 흐름을 원활하게 하려는 반응이다. 간세포에서 만들어진 담즙의 원료는 혈액이므로, 혈중 콜레스테롤이 많아지면 콜레스테롤계의 담석이 만들어지기 쉽다. 즉, 혈액의 오염이 담석의 원인인 것이다.

또 오줌의 성분이 지나치게 진해지면 요로결석(신장결석, 방광결석, 요관결석 등)을 만들어 오줌을 깨끗하게 만들려는 신체의 메커니즘이 작동한다. 오줌은 혈액에서 만들어지므로 요로결석의 진정한 원인 또한 혈액의 오염이라고 할 수 있다.

그 외 지방간, 비만, 당뇨병, 통풍 같은 병도 혈액 안에 지방이나 당, 요산 같은 잉여물과 노폐물이 너무 많아져서 생긴 것으로 이들 역시 한마디로 말하면 혈액의 오염이 원인이라고 할 수 있다.

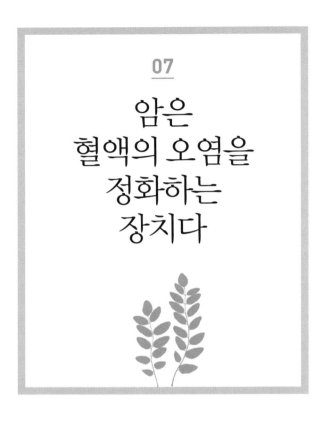

07

암은
혈액의 오염을
정화하는
장치다

지금까지 살펴봤듯이 몸의 본능, 즉 자연치유력은 노폐물이나 유해물로 생긴 혈액의 오염을 발진, 염증, 동맥경화, 혈전, 출혈, 결석 같은 방법을 통해 최대한 정화하려고 한다. 그러다가 오염이 지나치게 심해지면 최종적인 자연치유 반응으로 혈액의 오염을 한 곳으로 고정하고 나머지 혈액을 정화하려는 장치를 만든다. 그 장치가 바로 악성종양, 즉 암이다. 이것은 일본 동양의학계의 최고권위자인 모리시타 게이이치 박사가 40년 전부터 자신의 전문 분야인 혈액생리학의 입장에서 주장하는 내용이다.

그러나 서양의학에서는 암을 주변 조직과 장기를 먹어치우고는 온몸으로 전이되어 결국에는 인체(숙주)를 죽음으로 몰아넣는 악의 세포이자 인류 최후의 원수라고 보고 있다. 그런데 암은 죽은 인체에는 절대 생기지 않는다. 이런 사실을 보면 암을 '살기 위한 생체 반응'으로 보는 동양의학의 견해가 훨씬 자연스럽다.

백혈구와 암세포의 공통점

우리 몸은 체온이 낮아지면 열이 나고, 유해 물질을 입에 넣으면 구토나 설사를 하여 내보내려고 하며, 기관지에 염증이 있으면 가래를 만들어 배출하는 등 항상 건강한 상태로 유지하려는 메커니즘이 작동하고 있다. 그런 식으로 생각하면 암세포만이 생체에 악영향을 끼친다고 보기는 어렵다. "암도 몸의 일부다"라고 말한 사람도 있는데, 나는 이 말이 전적으로 옳다고 생각한다.

암은 반드시 출혈을 동반한다. 토혈(위염), 하혈(대장암), 부정출혈(자궁암), 각혈(폐암)이야말로 혈액의 오염을 출혈을 통해 어떻게든 깨끗하게 하려는 반응이 아니고 무엇이란 말인가.

암이 혈액의 오염을 정화해주는 장치라는 이론을 뒷받침하는 근거가 있다. 바로 몸속 노폐물과 박테리아를 탐식하거나 먹어치우는 백혈구와 암세포에는 공통점이 있다는 것이다.

그 공통점은 다음과 같다.

백혈구와 암세포의 공통점

- 암세포와 백혈구 모두 그 세포막에서 활성산소를 다량 방출하여 박테리아 및 그 외의 이물질을 약하게 만들어 탐식한다.
- 몸 안을 이동할 수 있는 세포는 백혈구와 암세포뿐이다. 이 둘 모두 당쇄(糖鎖)를 생산하여 혈액 속이나 세포 속을 이동한다. 당쇄는 간단한 형태의 당이 연결된 것으로, 인체 활동의 에너지원이자 생명 현상 유지에 중요한 역할을 담당한다.

암으로부터 안전해지는 방법

지난 30년간 일본에서 의사는 약 13만 명에서 27만 명으로 증가하였고 의학은 눈부신 발전을 이루었지만, 오히려 암 사망자 수는 약 13만 6천 명에서 32만 명으로 급증하였다. 결핵이나 폐렴 같은 감염증에서 생활습관병으로 질병 구조가 변화한 배경을 고려하더라도 암 사망자 수가 이렇게까지 증가했다는 사실은 쉽게 이해할 수 없다.

서양의학에서는 암 치료를 위한 최대이자 최고의 방책은 암의 조기발견과 조기치료라고 주장하고 있다. 이에 맞춰 일본에서도 1983년에 노인보건법을 시행하여 암 검진을 보급하였고, 매년 수많은 사람이 검진을 받고 있다.

이런 검진 결과 등을 기초로 1998년에는 후생성에 암 진단의 유효성 평가에 관한 연구반이 만들어졌다. 이 연구반은 도호쿠대학의 의학부장이었던 히사미치 시게루 교수가 지휘했는데 폐암, 유방암, 위암, 대장암, 자궁암, 자궁경부암 등 6개의 암에 관해 암 검진 수진자와 비수진자의 사망률 차이를 통계적으로 다루었다. 그결과 위암, 대장암, 자궁경부암에서 수진자와 비수진자의 사이에 의미 있는 차이가 나타나 암 진단이 유효하다는 주장이 제기됐다. 그러나 폐암의 흉부 X선 검사, 유방암의 촉진, 자궁암의 세포 검사에서는 수진자와 비수진자 사이의 사망률에서 의미 있는 차이를 발견할 수 없어 결국 암 검진이 별 의미가 없다는 결론을 내렸다.

이처럼 암 진단을 받은 사람이 2천만 명 이상이고 그 수는 매년 증가하고 있는데도 암 사망자 수가 증가하고 있다는 점, 또한 그런 암의 진단 자체도 의미가 없다는 점을 되돌아보면 '암＝악'이라는 서양의학의 사고방식에 코페르니쿠스적인 전환이 필요한 것은 아닐까 싶다.

암은 혈액의 오염을 정화하는 장치라는 동양의학의 관점에서 바라보면, 혈액을 정화하지 않는 한 아무리 수술로 암 조직을 도려내거나 방사선을 쬐더라도 재발이나 전이의 문제가 남게 된다. 즉 서양의학에서는 암이라는 결과를 말살하려고 도려내거나 태워버리지만, 이는 근본원인을 제거한 것은 아니므로 재발하거나 전이가 발생하는 것이다.

단언하건대 혈액을 정화하면, 즉 혈액의 오염을 없애면 암은 생기지 않는다. 결국 사람들이 무서워하는 암조차도 동양의학과 서양의학의 장점을 적절히 조합하여 진단하면 전혀 두려워할 필요가 없다는 얘기다.

제3장

적게 먹어야
병 없이
오래 살 수 있다

코카서스 장수자들의 생활방식 중에서
가장 눈에 띄는 것은 적게 먹는 식사법이다.
음식물을 많이 먹으면 장기들이 흡수하고 남은 잉여물이나
노폐물이 혈액에 섞여 결국 병을 만든다.
소식과 건강의 관계는 물론
적게 먹어도 건강하고 활기차게 살 수 있는 비결을 알아본다.

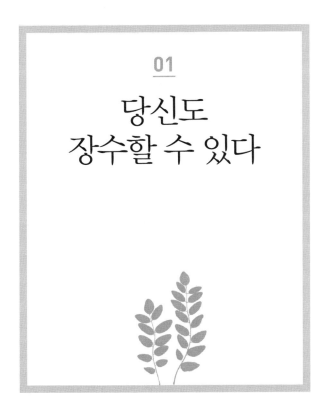

01

당신도
장수할 수 있다

2003년 10월 31일, 가고시마 섬에 사는 혼고 가마토 씨는 116세
라는 나이로 세상을 떠나 전 일본을 놀라게 했다. 가마토 씨는 인간
에게 주어진 천수를 제대로 누린 것뿐인데도 그 나이까지 사는 사
람이 워낙 흔치 않다 보니 많은 사람들이 놀라워한 것이었다.

고대 로마의 철학자 세네카는 "인간의 죽음은 결국 자살과 같다"라는 명언을 남겼는데, 인간의 평균 수명이 70~80세라는 점을 생각하면 이는 정확한 지적이다. 왜냐하면 인간은 누구나 125세까지는 살 수 있게 유전학적으로 설계되어 있기 때문이다.

인간 수명에 관한 믿을 만한 학설들

지금까지 알려진 수명에 관한 학설들은 이를 뒷받침한다. 러시아의 동물학자이자 미생물학자로 노벨 생리학·의학상을 수상한 메치니코프는 150세 정도, 독일의 의학자인 후펠란트는 200세를 인간의 수명으로 보았다. 미국의 생물학자인 헤이프릭은 1961년에 여러 종류의 동물 실험과 인간 세포를 배양하는 실험을 했는데, 그 결과 인간의 태아 세포는 50회 분열한 뒤 멈춰버린다는 사실을 알아냈다. 그는 "인간의 세포는 한 번 분열하는 데 평균 2.5년이 걸리니 '2.5년×50회=125세'가 인간의 수명이다"라고 결론을 내렸다.

도쿄대학 명예교수이자 생물학자 겸 유전학자인 유아사 아키라 박사도 인간의 각 기관이 성장하는 데 필요한 기간은 25년이고 그 기간의 5배인 125세가 천수라는 설을 내놓았으며, 프랑스 학자 뷰퐁과 플로랑스는 "동물의 수명은 성장에 필요한 기간의 5~6배"라는 학설을 내세웠다.

그뿐이 아니다. 일본인으로서 처음으로 노벨 생리학·의학상을 수상한 도네가와 스스무 박사는 분자생물학이나 면역학 입장에서 인간이 적절한 영양을 섭취하고 적당량의 운동을 하며 필요한 의학적 치료와 예방을 충분히 한다면 125세까지 살 수 있다고 하였다. 캘리포니아 게론연구소의 할리 박사는 생물학적 측면에서 볼 때 200세까지 사는 것은 결코 불가능하지 않다는 연구 결과를 발표하기도 했다.

이 외에도 분열을 두 번 다시 하지 않는 뇌세포를 통해서 수명을 추측하는 설도 있다. 나이가 들면서 뇌세포가 사멸되어 뇌의 중량이 가벼워진다는 사실로 추측해본 결과 뇌세포 생존의 한계치는 역시 120세라고 한다.

60~70세는 어린 나이?

지금까지 가장 오래 산 사람은 1997년에 122세로 사망한 프랑스 여성이라고 전해진다. 하지만 여러 문헌을 찾아보면 그보다 더 장수한 사람이 많이 존재했다는 것을 알 수 있다. 진위는 확실하지 않지만 구약성서의 야곱은 147세, 모세는 120세, 의학의 선조인 그리스의 히포크라테스는 109세, 수학자 피타고라스는 99세까지 살았다고 하는데 이는 절대 신빙성 없는 이야기가 아니다. 소위 '장수' 한 사람들의 이야기를 더 들어보자.

스카치위스키의 올드 파 라벨로 대중에게 친숙한 토머스 파 씨는 1483년에 출생한 농부였다. 그는 102세일 때 젊은 여성을 강간하여 18년간 교도소 생활을 했고, 120세에 결혼하여 자식을 하나 얻었다. 그가 152세 9개월이 된 1635년에는 영국 왕실에서 그의 장수를 축하하여 여러 가지 산해진미를 대접해주었는데 그때 요리를 너무 많이 먹어 장폐색(장, 특히 소장이 부분적으로 또는 완전히 막혀 음식물, 소화액, 가스 등의 장 내용물이 통과하지 못하는 질환)이 일어났고 결국 급사하고 말았다. 당시의 유명한 해부학자 윌리엄 하베이 교수가 그를 해부했는데, 몸에서 노쇠나 병변의 징후는 전혀 찾아볼 수 없었다고 한다.

덴마크의 크리스천 야콥센 드라겐베르그 씨는 1626년 11월에 태어나 1772년 10월, 145세 11개월의 나이로 사망했다. 그는 13세에 배를 탔는데 알제리 해적에게 붙잡혀 15년간 노예생활을 하는 등 온갖 고생을 겪은 후 무사히 덴마크로 돌아왔다. 84세에는 해병에 지원하였으며, 111세에 60세인 선장 미망인과 결혼하였다.

1805년 5월 20일 코카서스 지방의 아제르바이잔공화국에서 태어난 시랄리 미슬리모프 씨는 100세에 26세인 여성과 결혼하여 130세 때 딸을 얻었고, 1973년 9월 2일 168세의 나이로 사망했다.

이때 일본의 주요 신문에서 토픽으로 게재된 것을 나는 똑똑히 기억하고 있다.

아제르바이잔공화국의 마무드 에이바조프 씨는 1959년 8월에 151세의 나이로 사망했다. 그는 죽기 전까지 건강했으며 아들 4명, 딸 20명, 손자 손녀 합해서 159명에 이르는 대가족의 가장으로서 일가를 통솔했다. 그는 "장수의 적은 나태"라고 말하며 "나태는 모피처럼 따뜻하고 처녀처럼 부드럽다. 이 부드러움과 따뜻함에 둘러 쌓이면 그걸로 끝이다"라는 짧지만 의미심장한 말을 남겼다.

1980년 5월 5일 미국 조지아주 콜럼부스시에서는 L. 카터 씨의 107세 생일 파티가 열렸다. 이 자리에서 그에게 장수의 비결을 물어봤더니 "젊은 부인을 맞는 것"이라고 대답했다. 당시 그의 부인은 72세로, 35세나 연하였다.

고희의 정의가 바뀔 날이 멀지 않았다

예술가나 문화인으로 활약한 일본의 장수자로는 1979년 12월 30일에 107세로 사망한 히라쿠시 덴추 씨가 있다. 그는 1872년 2월 23일 오카야마현에서 출생했다. 젊었을 때 다카무라 코운에게서 조각을 사사하였고, 1962년에는 문화훈장을 수상했다. 그는 100세 때

앞으로 30년 분량의 조각 재료를 확보했다고 하였는데, 이를 보면 스스로 130세까지는 살 것이라고 예상했던 것 같다. "60, 70은 젊은 축이고 남자의 전성기는 100세니까 나는 아직 팔팔하다고 할 수 있지"라는 말을 입버릇처럼 달고 살았다고 한다.

1983년 2월 15일 107세로 사망한 교토 기요미즈 사원의 주지인 오니시 료케이는 1875년 12월 21일에 태어났다. 그는 1976년 1월에 가고시마시에서 태어난 다섯 쌍둥이의 이름을 지어준 작명가로도 유명한데, '마음에는 사랑, 세상엔 평화'라는 말을 읊고 다녔으며 평생 평화주의를 주장했다. 70세를 넘기고도 자식을 낳았을 정도로 체력과 건강이 좋았으며, 뇌졸중으로 사망하기 며칠 전까지 매일 일했다고 한다.

일본 장수자 중 가장 유명한 사람은 이즈미 시게초 씨일 것이다. 그는 1979년 기네스북에 '세계 제일의 장수자'로 처음 소개되고, 1984년에는 기네스북의 표지를 장식했다. 도쿠시마의 이센초라는 마을에서 1865년 6월 29일에 태어난 그는 1985년에 120세를 맞았지만 애석하게도 다음 해에 사망했다(그런데 그의 나이에 대해서는 학자들끼리 논쟁이 있다. 실제로는 형의 나이로 혼동하였으며 사망 시 실제 나이는 105세였다는 설도 있다). 그는 신념이 강한 사람으로 성격이 격정적이고 희로애락에 민감하게 반응하며 평생 자유분방한 삶을 살았다고 한다. 또 매일 저녁마다 한 잔씩 흑설탕 소주를 마셨는데, 그게 장수의 비결이었다고 한다.

도쿠시마현 미마군에서 태어난 스가와 이네 씨는 1986년 5월 21일에 111세의 나이로 사망했는데 장수의 비결은 '식사는 배의 8부 정도만 채우고 음식은 가리지 않고 먹기', '열심히 일하고 끊임없이 몸을 움직이는 것'이었다고 한다. 사람과의 만남을 아주 좋아했던 것도 장수의 요인으로 꼽을 수 있다.

1992년 6월 16일에 114세의 나이로 사망한 미야기현 미야코노조시의 시라하마 와카 씨는 1878년에 가고시마현 사쿠라지마 마을(현재는 가고시마시)에서 태어나 9명의 자식을 낳았으며 손자가 17명, 증손자 23명, 고손자가 1명 있었다. 육신을 아끼지 않고 일하며 감사하는 마음을 잊지 않는 것이 장수의 비결이라고 자주 말했다고 한다.

일본에서 100세 이상 장수한 사람의 수는 1963년에 153명이었던 것이 해마다 증가하여 1981년에 1천 명, 1998년에는 1만 명을 넘었고 2007년에는 3만 2295명에 이르렀다. 이대로 계속 늘어난다면 100세 이상인 사람이 더는 희귀한 존재가 아닐 날이 올 것이다. 고희의 정의가 70세가 아닌 100세 또는 110세가 될 날도 멀지 않은 것이다.

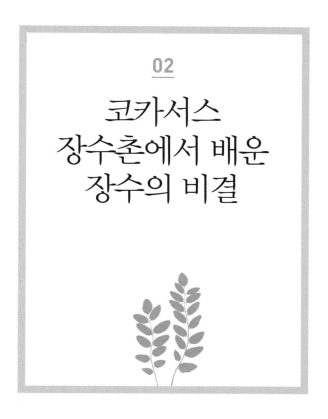

02

코카서스 장수촌에서 배운 장수의 비결

코카서스는 흑해와 카스피해로 둘러싸인 지역으로, 대(大) 코카서스 산맥이 서북쪽에서 남동 방향으로 놓여 있다. 이 산맥을 기점으로 유럽과 아시아로 나뉘는데, 산맥의 북쪽은 북코카서스, 남쪽은 외코카서스라고 불린다. 외코카서스 지방에는 그루지야공화국, 아르메니아공화국, 아제르바이잔공화국이 있으며 그루지야공화국

안에는 아부하지야자치공화국, 아자르자치공화국, 남오세티야자치주가 있다. 그루지야공화국의 면적은 6만 9700km²이고 인구는 약 470만 명인데 그중 아부하지야자치공화국에 약 25만 명이 산다. 이곳은 북방 유목민 국가들에 인접해 있으며 그리스, 로마, 페르시아의 가운데에 있어 복잡한 문화적 영향을 받아왔다. 국민의 성격은 지중해를 닮아 격정적인데, 기원전 11세기의 문헌을 보면 아부하지야 사람은 흑해 연안의 최고 민족 중 하나라고 한다.

나는 1977년, 1987년, 1988년, 1990년, 1991년 이렇게 다섯 번 코카서스 지방의 장수촌을 탐방했다. 네 번째 방문까지는 아부하지야자치공화국의 장수촌을, 마지막에는 그루지야공화국의 수도 트빌리시에서 더 동쪽에 있는 오지의 장수촌을 방문하여 장수자들과 인사를 나눈 후 건강 진단을 하거나 생활 상태에 관한 인터뷰를 하였고, 현지 장수학 연구소의 교수진들과 학술 교류를 하기도 했다.

1977년과 1987년에 방문했을 때는 모스크바에서 비행기를 타고 남쪽으로 약 2시간 정도 날아가 수후미에 도착한 후, 이곳을 거점으로 여러 장수촌을 방문했다. 9월 중순에는 두 곳의 장수촌을 방문하였는데, 모스크바는 낙엽이 날리는 만추였음에도 흑해 연안의 마을인 수후미는 햇볕이 쨍쨍 내리쬐고 푸른 나무들이 무성한 한여름 날씨였다. 수후미는 아부하지야자치공화국의 수도로 18세기에 터키의 요새로 건설되었으며 흑해 연안의 휴양지로도 유명하다. 또

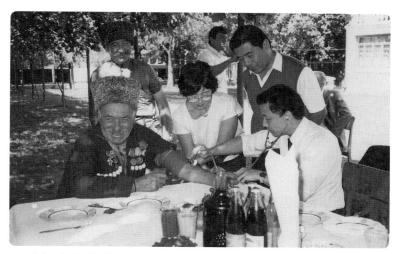
코카서스 장수자들을 진찰하는 이시하라 유미

막심 고리키의 소설《인간 탄생》의 무대가 된 곳이기도 하다. 아부하지야에서 인상적이었던 것은 사람들이 장신으로 근골이 장대하고 이목구비가 큼직하여 미남미녀가 많았다는 점이다.

1988년과 1990년에는 모스크바의 브누코보공항에서 러시아공화국 소치(흑해 연안의 휴양지)의 아도라공항까지 비행기를 이용하였고, 그 이후에는 버스를 타고 흑해 연안을 따라 동쪽으로 달리다가 아부하지야자치공화국으로 들어갔다. 수후미에서 더 북쪽으로 버스를 타고 가면 눈으로 뒤덮인 400m 표고의 코카서스 산맥이 보인다. 이 산맥이 북풍을 막아줘 아부하지야자치공화국의 날씨는 감귤류를 수확할 수 있을 정도로 온화했다.

장수자가 많이 살고 있는 마을(이하 장수촌)은 코카서스 산맥의 중턱, 즉 표고 100~200m의 고지에 있다. 나는 이 지역을 네 번 방문했는데 두 번은 드리프시 마을, 한 번은 오토하라 마을, 또 한 번은 야찬다라 마을이었다.

장수자들과 함께한 연회

장수촌에 들어가니 여러 명의 장수자가 코사크(카자흐스탄의 영어 이름) 병사 차림을 하고 따뜻한 악수로 우리를 맞이한 후 집회소(마을 회관 같은 곳)로 데리고 갔다. 그곳에서 촌장이 환영사를 시작하는데, 이곳의 남자들은 말하는 것을 좋아하는지 연설을 좋아하는 건지 모르겠으나 입가에 거품이 일고 얼굴이 빨갛게 상기될 정도로 끊임없이 대화를 나눴다. 방문객을 극찬하는 환영 인사가 끝나고 이 마을의 자랑거리인 장수자들을 소개하는 시간이 이어졌다.

그후에는 장수자의 집에 모두 모여서 연회를 열었다. 장수자의 집은 넓은 부지에 그리스와 로마 문명의 영광을 보여주는 훌륭한 석조 가옥 4~5채로 구성되어 있었고, 대개 4~5세대의 가족이 모여 살고 있었다. 정원에 있는 포도나무 아래에 연회용 긴 테이블을 펼치고 우리 일행과 장수자, 그리고 그의 친족들이 모여서 연회를 시작했다. 자리 배치에도 일정한 규칙이 있었는데, 테이블의 윗자리에는 장로들이 앉고 그 아래는 방문자가, 그보다 아랫자리와 다른 테이블에는 젊은 사람들(그래봤자 70대 노인들)이 앉았다.

연회는 장수자의 집에서 직접 담근 레드와인을 사각형의 잔에 담아 건배를 하면서 시작됐다. 그런데 건배가 끝없이 이어졌다. 재미있는 것은 잔을 든 팔을 상대방의 팔과 엉킨 상태로 건배하기 때문에 잔을 비울 때까지 상대방에게 묶여 있는 꼴이 된다는 것이다 (20~30대 연인들이 주로 하는 '러브 샷'과 모양새가 유사하다).

또한 건배를 할 때마다 외치는 구호들도 인상 깊었다. 아래의 구호들처럼 자신만의 욕심이 아닌 함께 어울려 사는 사람들을 위한 내용이 주를 이뤘다.

"처음 뵙네요. 앞으로 99번 더 놀러 오세요."

"우리 마을까지 힘들게 온 사람들을 위해서 건배!"

"아부하지야를 위해 건배!"

"세계평화를 위해 건배!"

"자연에 감사하며 건배!"

"장수자와 그 자손을 위해 건배!"

"오늘의 요리를 만들어준 여성분들을 위해 건배!"

이렇게 끊임없이 건배가 이어지면서 우리 일행은 금세 기진맥진해졌다. 하지만 100세를 넘긴 장수자들은 얼굴빛이 약간 빨개졌을 뿐 오히려 더 정정해지는 것처럼 보였다.

투박한 손, 자연식, 삶을 즐기는 장수자들

우리가 장수자들에게 장수의 비결을 묻자 "젊었을 때부터 힘들게 일해왔다"라고 이구동성으로 대답했다. 그 말을 증명하듯 장수자들의 손은 마치 글러브처럼 투박했다. 그리고 될 수 있는 한 많은 친구를 만드는 것, 90세 이상의 장수자들로 구성된 합창단에서 매일 노래를 부르는 것, 친구를 집에 초대하거나 초대를 받아 연회를 여는 것, 결혼식에 초대받으면 그날 밤 내내 술을 마시면서 춤추는 것 등이 장수 비결이라고 들려주었다.

그러고 보니 장수자들 모두 근골이 장대하고 자세도 곧아서 도저히 100년을 살아온 사람들이라고는 믿기지 않을 정도로 활기찼다. 활짝 웃을 때는 하얀 치아가 보였다.

가장 인상 깊었던 점은 이 마을의 장수자들은 농사나 목축을 하느라 상당한 양의 노동을 하고 있는데도 담백한 자연식을 주로 먹었으며 그 양이 적은 편이었다(2000kcal 이하). 역시 장수의 원칙은 절

대로 배가 가득 찰 때까지 먹지 않는 것이라는 사실을 다시 확인할
수 있었다.

장수 비결 1 _ 자연식 중심의 소식

나는 특히 식사 내용에 관심이 많았다. 그래서 무얼 특별히 챙겨
먹는지를 물었더니, 수백 년 이상 전해져온 전통 음식을 먹을 뿐이라
며 장수의 요인이 되는 음식이 무엇인지는 그들도 정확히 파악하지
못하고 있었다.

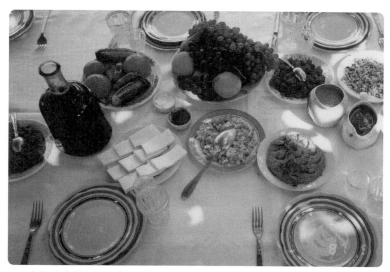

코카서스의 여러 가지 장수식

장수촌 사람들의 식사 메뉴

- **아침** : 요구르트, 치즈, 콩, 샐러드, 약초차
- **점심** : 와인, 마마리가, 쇠고기(가끔), 콩 삶은 것, 치즈, 절임
  음식, 샐러드, 홍차나 약초차(점심의 양이 가장 많음)
- **저녁** : 치즈, 요구르트, 과일을 중심으로 매우 소량

그래서 연회장의 음식들과 장수자들이 무얼 주로 먹는지를 살펴보았다. 주식으로는 마마리가(옥수수가루로 만든 죽)와 검은 빵이 있었는데, 특별히 주식과 부식을 엄격하게 구별하지는 않는 것 같았다. 그리고 냉장 보관했던 것이 아닌 갓 수확한 포도, 사과, 배, 버찌, 산딸기 같은 과일을 많이 먹었다. 포도, 사과, 산딸기는 바로 그 마을에서 난 것들이었는데, 그 달콤함과 향기는 말로 표현할 수 없을 정도였다.

특히 칼륨의 함량이 높은 산딸기를 많이 먹었는데, 그 때문인지 거의 심장병이 생기지 않는 것 같았다. 그들은 이런 과일들을 제철에 수확해서 일부는 말려서 보관했다가 겨울에 먹는다고 한다.

그들의 건강에 가장 크게 공헌한 음식은 치즈, 나도히(요구르트 위에 뜬 맑은 물), 마츠오니(요구르트) 같은 유제품이었다. 이 음식들은

염증이나 종양 발생의 원인이 되는 대장균, 클렙시엘라 같은 해로운 균을 감소시키고, 장내 면역세포를 자극하여 면역력을 촉진하며 비피더스균이나 젖산균 증식을 돕는 역할을 한다. 한 마디로 천연 정장제인 것이다.

고기는 쇠고기를 일주일에 1~2회, 그것도 점심때만 100~150g 정도를 섭취하는데 주로 삶아서 지방을 제거한 후 먹는다. 생선은 주 1회 정도 섭취하되 송어처럼 강에서 잡히는 물고기를 먹는다고 한다.

샐러드나 차로 사용되는 허브(약초)는 주로 자소과나 세리과 식물로 항동맥경화 작용과 항혈전 작용이 있어 뇌졸중이나 심근경색을 예방하는 데 도움이 된다. 이런 허브차나 홍차에는 벌꿀이나 말린 과일을 넣어 마시고 설탕은 사용하지 않으며, 와인은 집에서 만든 레드와인을 주로 점심에 150~200㎖ 마신다고 했다.

소금은 아르메니아산 암염을 사용하고, 하루의 염분 섭취량은 상당히 많은 편이었다. 서양의학에서는 소금을 뇌졸중, 고혈압, 심장병의 원인이라며 악당 취급을 하고 있으나, 사실 소금을 몸 안에서 이용한 후 배설하는 순환력이 떨어지기 때문에 이런 병이 생기는 것이다. 그러므로 채소나 과일을 많이 섭취하여, 즉 칼륨을 섭취하여 염분을 소변으로 제대로 배출하거나 충분히 노동을 하여 땀을 냄으로써 염분을 버릴 수만 있다면 아무런 문제가 없다. 장수자들이 매일 먹는 치즈에도 소금이 많이 들어 있어 짜지만, 그들의 건강에는 아무런 이상이 없다는 사실이 이를 뒷받침한다. 그 외에 콩류, 채소나 콩의 부산물, 절임 음식, 뼈가 붙은 양고기 등을 즐겨 먹었다.

게다가 조미료로는 산딸기로 만든 즙, 유명한 아지카(알갱이가 작은 리마콩을 몇 시간 동안 쪄낸 후에 으깨어서 양파·후추·마늘·석류주스로 맛을 낸 것), 아르메니아산 암염 등을 사용했으니 자연식의 퍼레이드라 할 수 있었다. 그들은 기본적으로 갓 수확한 것을 식탁에 올리며, 특별한 경우가 아니고는 냉장 보관하는 일이 없다고 한다.

장수 비결 2 _ 부지런함, 다 함께 어울려 살아가는 긍정적 삶의 방식

또 다른 장수의 요인은 끊임없는 노동이다. 나는 게으른 장수자들을 본 적이 없다. 그렇다고 그들이 지나친 노동을 하는 것은 아니고, 매일 일정한 양의 노동을 하고 있다는 점에 주목해야 한다.

그리고 전통적으로 노인을 존경하고 대접한다는 점도 장수의 요인일 것이다. 노인에게는 항상 가장 좋은 자리와 식사를 대접하고, 차나 냉장고를 살 때도 장로와 상담한다. 대가족제 안에서 많은 사람과 매일 즐겁게 보내며 유쾌한 기분을 잃지 않고 항상 기뻐하면서 사는 것이 장수의 비결이 아닐까 싶었다. 실제로 그곳에서는 누구도 남을 원망하지 않으며 외톨이도 없다고 한다.

이상이 오랜 시간 동안 연구해서 얻은 장수와 건강 비결이다.

코카서스인 사인에서 암은 겨우 2.5%

코카서스에서 내가 검진한 90세 이상의 장수자들의 평균 혈압은
최고 수치가 180~200mmHg(정상은 140mmHg 미만)로 대부분 높은 편
이었다. 그 점을 이곳의 장수학 교수들에게 물어보니 그들이 고혈
압이기 때문에 나이를 먹어도 그만큼 활발하고 활력 있게 사는 것

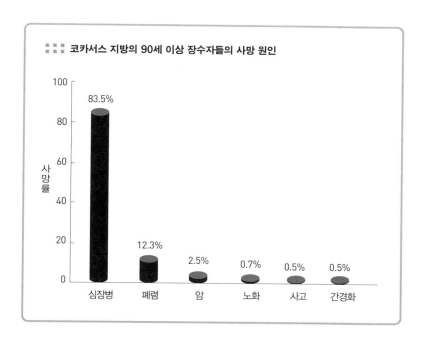

이라는 대답이 돌아왔다.

코카서스인들의 사망 원인 1위는 심장병이다. 그런데 그들의 심장병은 구미 선진국이나 일본에서 많이 발생하는 심근경색과 같은 허혈성 심장병이 아니라, 농사를 짓던 도중에 갑자기 죽거나 식사하다 그대로 쓰러져 사망하는 이른바 급성신부전이 대부분으로 실제로는 자연사라고 할 수 있다. 그러니 실제로는 감기나 골절로 몸져눕게 되어 폐렴으로 발전하여 죽는 경우가 사망 원인 1위라 봐도 무방하다. 암으로 죽는 사람들의 비율이 2.5%밖에 안 된다는 점은 주목할 만하다. 이들의 생활을 참고하면 암 예방에 크게 도움이 될 것이다.

몸이 원하는
헬스 코칭

나이를 먹으면 혈액형이 O형으로 바뀐다?

코카서스 트빌리시의 장수학연구소 소장인 다라키실비 교수가 "장수하는 사람들은 120세가 되면 혈액형이 똑같아진다"라는 말을 해서 무척이나 놀란 적이 있다. 혈액형은 체질이므로 평생 변하지 않는다고 생각해왔던 터였다.

나는 "무슨 형으로 변하는데요?"라고 되물었고, 다라키실비 교수가 "모두 O형이 됩니다"라고 대답했다. 나는 일본에 돌아온 뒤에 종류별 혈액형에 관한 문헌을 조사해보았는데, 그 결과 매우 드물기는 하지만 혈액형은 변할 수 있다는 새로운 사실을 알게 되었다.

한 논문을 보니, 원래 B형인 사람은 다른 혈액형의 사람보다 암에 대한 면역력이 높다고 한다. 다시 말해 B형은 암에 잘 안 걸리니 A형이나 O형인 사람이 암에 걸리면 AB형이나 B형(BO형)으로 변하는 경우가 있다는 것이다. 그 논리에 의하면 장수하는 사람이 120세가 되면 혈액형이 O형으로 변한다는 주장이 과장이 아닌 것이다.

논문의 내용은 대강 이렇다. 300만 년 전에 아프리카 대륙의 고릴라에서 침팬지와 유인원이 파생된 후 인간이 탄생하였다. 인류는 295만 년 동안 아프리카에서 줄곧 살아오다가 약 5만 년 전에 그중 일부가 지브롤터 해협을 건너 유라시아 대륙으로 건너오고, 그 후 우랄 지방에 도착했다.

우랄 지방에서 조금 더 동쪽으로 가서 아시아에 정착하기 시작한 동양인의 선조는 태양빛이 강렬하고 강우량도 많으며 토지도 비옥한 이곳에서 농경 생활을 시작했다. 농경 생활에 필요한 것은 협동심이다. 그래서 협동심이 가장 강한 A형들이 아시아에 남게 되었다. A형 40%, O형 30%, B형 20%, AB형 10%가 아시아인 혈액형의 비율이다.

한편, 우랄 지방에서 북상한 유럽인들의 선조는 과일과 채소를 채집하거나 재배하기가 어려운 극한의 유럽 땅에서 어쩔 수 없이 수렵 생활을 시작했다. 수렵은 협동심보다는 개인의 역량이나 기술에 의존할 수밖에 없었다. 따라서 개인주의적 성격을 가지고 있는 B형이 유럽에는 압도적으로 많다.

원래 인류의 혈액형은 O형이다. 그러나 앞에서 말했듯이 협동심이 필요한 아시아 농경민족은 A형으로 바뀌었고, 개인주의가 필요한 수렵민족은 B형이 되었다. 다라키실비 교수가 가르쳐준 '120세가 되면 장수하는 사람들이 모두 O형으로 변한다'라는 사실은 '120세가 되면 모두 인류의 원형으로 돌아간다'라고 이해해도 좋을 것이다.

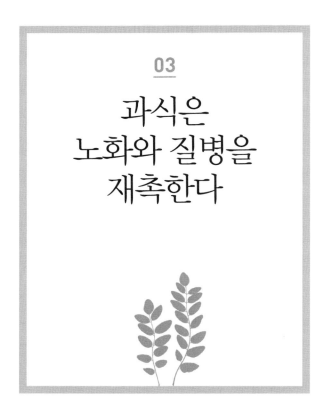

03

과식은
노화와 질병을
재촉한다

'배 8부에 병 없고 배 12부에 의사 부족하다'는 일본 속담이 있다. 아무리 대충 먹어도 과식을 하면 병이 생기기 마련이고, 고기·달걀·우유·버터처럼 생활습관병의 원흉으로 여겨지는 서구식 식품을 중심으로 식사를 하는 사람도 소식하면 병에 걸리지 않는다는 말이다.

나는 이것을 30여 년의 의사생활 동안 환자들을 만나며 체감해 왔다. "저는 유기농법으로 재배한 채소와 과일만 먹습니다" 또는 "식품 첨가물을 포함한 음식물은 전혀 먹지 않습니다"라고 말하던 사람이 암을 비롯한 여러 가지 병에 걸려서 병원을 찾아오는 일도 있었으며, "나는 채소나 해조류는 아주 싫어합니다. 두부나 낫토 같은 콩 제품과 콩류도 싫어합니다. 그리고 아침부터 고기나 달걀, 샐러드와 빵을 먹습니다"라고 말하던 사람이 소식해서 장수한 경우를 몇 번이나 보았다.

　　코카서스의 장수자들도 절대 과식하지 않았으며, 일본의 장수자들 중에서 "젊었을 때부터 '배 8부' 정도로 먹는 것이 습관"이라고 말한 사람이 70%나 있다. 이를 보면 장수와 건강을 위해서는 우선 과식하지 않는 것이 상당히 중요하다는 것을 알 수 있다.

　　앞에서도 얘기했지만 먹지 않으면 체력이 생기지 않는다는 건 거짓말이다. 오히려 체력이 있어야 음식을 잘 먹을 수 있다. 위장도 몸의 일부이므로 체력이 없는 사람이 위장만 건강하다는 것은 있을 수 없는 일이기 때문이다.

　　4천 년 이전의 이집트 피라미드의 비문에는 이런 말이 있다.

　　'사람은 먹는 양의 4분의 1로 살아간다. 나머지 4분의 3은 의사가 먹는다.'

　　과식하기 때문에 병에 걸리고, 병에 걸려야 의사들이 먹고살 수 있다는 세태를 풍자한 말인데 21세기를 사는 우리에게 필요한 말이기도 하다.

소식과 장수의 관계를 밝힌 다양한 실험 결과들

미국 볼티모어에 있는 국립노화연구소(NIA)의 도널드 잉그램 박사는 섭취 칼로리와 노화의 관계를 알아보는 실험을 하였다. 박사는 나이 든 쥐의 뇌 속 도파민 수용체(파킨슨병이 생기는 것과 매우 깊은 관계가 있다)의 양을 측정했는데, 섭취 칼로리를 40%로 억제하면 원래 나이 들면서 점점 감소하는 도파민 수용체의 양이 반대로 증가하여 학습 기억력이 높아진다는 사실을 규명하였다. 그뿐 아니라 소식한 쥐는 평균적으로 수명이 40%나 연장된다는 것도 알아냈다. 회충에서 원숭이까지 여러 생물을 대상으로 한 실험에서도 칼로리 섭취를 억제하면 생물은 장수한다는 결론을 내렸다. 구체적으로는 섭취 칼로리를 60%로 억제(배 6부의 식사)하면 수명은 최대 50%나 연장된다고 한다.

마크 매티슨 박사의 연구도 인상적이다. 그는 실험용 쥐를 다음과 같이 3개의 그룹으로 나누어 실험했다.

- **A그룹** : 먹고 싶은 만큼 먹게 한다.
- **B그룹** : 섭취 칼로리를 60%로 억제한다.
- **C그룹** : 하루는 좋아하는 만큼 먹게 하고, 그 다음날에는 단식 시킨다.

그 결과 C그룹의 쥐들이 가장 건강하며 수명도 길었고, 노화에 따른 뇌의 손상도 적어 알츠하이머병이나 파킨슨병에 걸리는 일도 없었다고 한다. 그리고 예상대로 가장 수명이 짧은 것은 A그룹의 쥐들이었다. 이로 미루어 박사는 단식이 산화에 의한 뇌세포의 손상을 억제하고 몸속 모든 세포의 성장을 돕는다고 결론을 내렸다.

소식하면 암도 억제된다

소식은 암을 예방하고 개선하는 데도 효과가 있다고 전해진다. 1935년에 '저영양이 동물의 수명을 연장하고 종양 발생을 억제한다'는 사실이 실험으로 증명된 이래, 1940년대 구미의 영양학계에서 음식물과 칼로리를 억제하여 기른 쥐는 여러 장기에서의 암 발생이 억제된다는 실험 결과가 속속 발표되었다. 필라델피아의 암 연구소에서는 쥐를 다음의 네 그룹으로 나누어 발암 실험을 했는데, D그룹의 발암률이 가장 낮았다고 한다.

- **A그룹** : 고단백, 고칼로리식 섭취
- **B그룹** : 고단백, 저칼로리식 섭취
- **C그룹** : 저단백, 고칼로리식 섭취
- **D그룹** : 저단백, 저칼로리식 섭취

미국 에모리대학병원의 S. 하임스필드 박사는 평균 연령 50세, 중증 진행암 환자 100명을 무작위로 추출하여 두 그룹으로 나눈 후 한 그룹에는 병원의 보통식을, 또 다른 그룹에는 특별한 영양소를 듬뿍 넣은 수프를 포함한 고영양식을 주는 실험을 했다. 그 결과 병원의 보통식을 먹은 사람들의 평균 생존일수는 300일, 고영양식을 먹은 사람들의 평균 생존일수는 75일이었다고 한다.

암은 일단 발병하면 의학적으로 완벽히 치료하기 어려운 병이다. 따라서 애초에 소식을 생활화하여 암을 예방하거나 증상이 악화되는 것을 방지(개선)하는 것이 바람직하다. 또한 비만, 고지혈증, 지방간, 고혈당(당뇨병), 고요산혈증(통풍), 고염분혈증(고혈압)처럼 영양 과잉으로 인한 현대문명인의 생활습관병 역시 '배 8부' 이하의 소식을 하면 반드시 막을 수 있다.

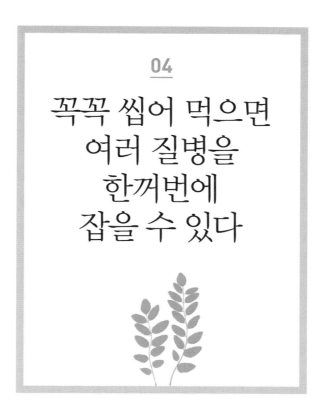

04

꼭꼭 씹어 먹으면
여러 질병을
한꺼번에
잡을 수 있다

미국에 플레처라는 대부호가 있었다. 그는 체중 100kg이 넘는 초비만형으로 고혈압, 간장병, 당뇨병, 통풍 같은 생활습관병을 안고 있었으며 항상 어깨결림, 머리 묵직함, 복부팽만감, 변비, 설사, 정서 불안이라는 불안신경증을 호소하였다. 그래서 돈을 싸들고 미국에 있는 명의들은 물론 유럽까지 방문하여 진찰을 받아보았지만 병상이 호전되지 않자 자포자기 상태에 빠지고 말았다. 그 무렵 어떤 이로부터 "잘 씹으면 건강해질 수 있다"라는 말을 듣고 반신반의하면서 한 번 먹을 때 50회 이상 의식적으로 씹는 것을 실행해보았다.

그 결과 매일 자신을 괴롭히던 복부팽만감, 변비, 설사 같은 위장의 불쾌한 증상이 개선되었고 음식 섭취량도 줄어들었다고 한다. 그러다 보니 서서히 체중이 줄어들었고, 이와 더불어 고혈압과 당뇨병도 개선되고 통풍 발작도 없어졌다. 물론 어깨결림이나 머리의 묵직함도 사라졌고, 체중 75kg이 되었을 때는 완벽히 건강한 몸이 되었다. 겉으로 보아도 젊어 보이고 동작도 활발해져 심신이 모두 젊어졌음을 자각했다고 한다.

잘 씹어 먹으면 건강과 젊음을 되찾을 수 있다

잘 씹으면 건강해지는 방법을 '플레처리즘'이라고 하는데, 이는 미국의 영양식품 연구가인 플레처가 공복 때만 식사를 하고 음식을 충분히 씹어서 먹을 것을 제창한 건강보존법이다. 구미에서는 건강법의 하나로 아주 오랫동안 인기가 있었다. 씹기의 효용은 다음과 같다.

씹기의 효용

- 귀밑샘(이하선), 혀밑샘(설하선), 턱밑샘(악하선)에서 타액이 잘 분비되어 음식물의 기계적 소화뿐 아니라 화학적(효소에 의한) 소화가 촉진된다.

- 위액이나 장액이 잘 분비되어 소화와 흡수의 효율이 높아지므로(음식물의 영양 효율이 높아져서) 적은 양을 먹어도 견딜 수 있다. 이렇게 되면 위장의 부담이 가벼워져서 위장병의 예방 및 개선으로도 이어지며 당연히 체중도 감소한다.

- 씹으면 침샘(귀밑샘과 턱밑샘)에서 파로틴이라는 호르몬이 분비되어 노화를 예방하고 회춘 효과를 촉진한다.

- 소화관호르몬인 세크레틴(인슐린 분비를 촉진하고 당뇨병을 예방·개선)이나 멜라토닌(불면이나 노화의 방지), 콜레시스토키닌(CCK. 불안한 마음을 억제하여 기분을 가라앉혀준다) 등의 분비를 촉진하여 당뇨병, 노화, 스트레스를 예방하고 개선한다.

현대인은 고기, 달걀, 우유, 버터, 마요네즈 같은 동물성 식품을 위주로 먹거나 백미, 흰 빵, 백설탕처럼 정백되어 식감이 부드러운 음식물을 선호한다. 그 결과 현미, 작은 물고기, 어패류, 나무열매처럼 딱딱한 음식물 위주로 식사했던 신석기나 청동기 시대보다 씹는 횟수가 5분의 1 이하로 줄어들었다(1회 식사 시 청동기 시대에는 약 4천 회, 현대는 약 700회 씹은 것으로 추정).

이러한 과학적 근거가 있으니 이제부터라도 음식을 먹을 때는 한입에 30회 이상 씹는 것을 목표로 해야 한다. 그게 어렵다면 음식물을 입에 넣자마자 바로 젓가락을 내려놓는 습관을 들이는 것도 좋다. 또 바쁘거나 그 외의 이유로 충분히 음식물을 섭취할 수 없을 때는 껌을 씹는 것도 좋은 방법이다. 그러면 씹을 때의 생리학적 효과를 보면서 소식을 할 수 있다.

잘 씹으면 치매도 예방된다

턱 근육, 등 근육, 엉덩이 근육, 종아리 근육 등은 항중력근(사람이나 동물이 서 있을 수 있게 하는 근육)이라고 하는데 이런 근육들을 자극하면 뇌 발달이 촉진된다는 것은 예전부터 알려진 사실이다. 즉, 잘 씹는 것은 치매 방지와도 관련이 있다.

마쓰타이라 구니오의 《씹는 건강법》에는 씹기와 뇌의 관계에 대한 흥미로운 연구가 실려 있다. 치아를 전부 뽑아서 기른 원숭이와 왼쪽의 아랫니와 윗니를 뽑아 기른 원숭이, 이빨에 전혀 손을 대지 않고 기른 원숭이를 비교해보니 다음과 같은 결과가 나왔다.

- 치아를 전부 뽑아서 기른 원숭이 → 그물을 전혀 넘지 못한다.
  → 뇌 전체가 미숙
- 왼쪽의 아랫니와 윗니를 뽑아 기른 원숭이 → 그물을 넘긴 하지만 도중에 떨어진다. → 왼쪽 뇌가 미숙
- 이빨에 전혀 손을 대지 않고 기른 원숭이 → 그물을 넘는 데 문제가 없다. → 전체 뇌가 충분히 발달

씹기가 뇌 발달에 얼마나 중요한지 이제 알겠는가.

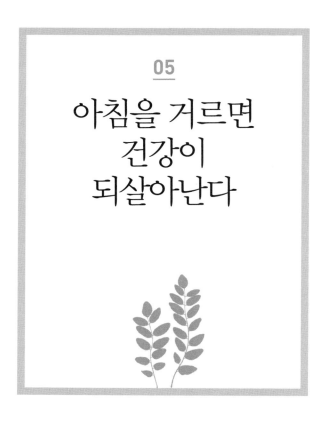

05

아침을 거르면 건강이 되살아난다

'배 8부에 병 없고 배 12부에 의사가 모자란다'고 했으니 '12부-8부=4부', 즉 하루 식사의 3분의 1을 줄이면 병은 금세 없어진다. 따라서 현대인은 한 끼 식사를 거르면 병에 걸리지 않는다고 할 수 있으며, 아침을 안 먹는 것이 생리적으로 가장 적합하다.

일반적으로 '아침은 무슨 일이 있어도 반드시 먹어야 하고, 먹지 않으면 건강에 안 좋다', '아침을 거르면 온종일 기운이 없다' 는 생각이 지배적인데, 이는 한 마디로 '근거 없는 속설'이라 할 수 있다.

아침식사에 대한 강박증에서 벗어나라

인체의 생리 현상에는 흡수는 배설을 방해한다는 철칙이 있다. 즉, 너무 많이 먹으면 음식물을 소화하려고 위나 소장 같은 상부 소화관에 혈액이 몰리기 때문에 배설 장기인 대장(직장)이나 신장 등으로의 혈류가 적어져 배설 기능이 저하된다는 의미다.

이 철칙을 반대로 해석하면 덜 흡수할수록 배설이 촉진된다는 의미도 된다. 수면 중에는 누구나 음식을 먹지 않는다. 따라서 배설 기능이 촉진되어 기상 시에 내쉬는 숨에서 냄새가 나고 눈곱이나 콧물도 나오는 것이다. 눈곱, 코딱지, 땀, 오줌, 때 등 대부분의 배설물은 혈액 안의 오염이 밖으로 나오는 것이므로 아침은 배설을 해서 혈액을 깨끗하게 만들고, 이를 통해 병을 막으려고 하는 자연 치유력이 작용하는 시간대라고 생각해도 좋다.

따라서 아침을 먹고 싶지 않은 사람은 차라리 거르는 것이 건강에 좋다. 만약 먹고 싶더라도 비만, 지방간, 고지혈증, 고혈당(당뇨병), 고요산혈증(통풍), 고염분혈증(고혈압)처럼 너무 많이 먹어서 생기는 병에 걸린 사람은 먹지 않는 것이 좋다. 현재도 충분히 영양 과잉 상태이기 때문이다.

다만 뇌나 근육의 세포는 대략 100%, 다른 세포도 96%까지는 그 에너지원을 당분에 의존하여 살고 있으므로 위장에 부담을 주지 않으면서 당분과 수분, 그리고 비타민이나 미네랄을 보충하기 위해 아침마다 생강홍차를 1~2잔 마실 것을 권한다. 이런 방식으로 많은 사람의 지지를 얻은 것이 이시하라식 단식이다.

이시하라식 '쁘띠 단식'으로
살도 빼고 생활습관병도 치유하라

40세가 넘어 몸의 여기저기가 고장나기 시작했다거나 이미 여러 생활습관병을 앓고 있는 사람이라면 당근 2개, 사과 1개를 주서(믹서기가 아니다)로 간 생주스를 마시면 좋다. 영양이 과잉된 영양실조(단백질·지방·당분은 지나치게 풍족하고 비타민·미네랄은 부족한 영양 상태)라는 이상한 병을 앓고 있는 현대인에게 당근과 사과는 약 100종류의 미네랄(철·아연·칼슘 등)과 약 30종류의 비타민, 베타카로틴이나 쿼세틴 같은 약효 성분(피토케미컬, 식물성 화학물질)을 충분히 함유한 고마운 식품이기 때문이다.

아침을 생강홍차, 당근사과주스만으로 간단히 해결하면 전날 저녁부터 아무것도 먹지 않고 16~18시간의 쁘띠 단식을 한 셈이 된다. 그러면 점심은 단식 후의 첫 번째 식사(보식)이므로 소화도 잘되고 8가지 종류의 필수아미노산, 혈관을 부드럽게 만들어주는 식물성 지방, 에너지원인 당분·비타민·미네랄을 충분히 포함한 메밀국수(마·미역 등 첨가 가능)를 먹으면 좋다. 거기에 몸을 따뜻하게 해주는 칠미가루(고추·참깨·산초가루·유채씨·진피 등 7가지 가루를 빻아서 만든 향신료)나 파처럼 약이 되는 조미료를 충분히 뿌려서 먹으면 더욱 효과적이다. 메밀국수가 물리면 고명이 많이 들어 있는 우동에 칠미가루나 파를 얹어 먹거나, 피자나 파스타에 핫소스를 듬뿍 뿌려서 먹는다(고추에 포함된 캡사이신이 몸을 덥혀준다). 그냥 평범한 식사를 한다면 배 8부 정도의 양이 좋다.

아침의 쁘띠 단식과 점심의 보식을 마쳤다면 저녁에는 술을 포함하여 아무거나 먹어도 된다. 이러한 식사법은 일반 건강식이나 다이어트 식단처럼 저녁식사에 제약이 없으니 감식에 의한 스트레스 없이도 쉽게 지속할 수 있다는 장점이 있다.

쁘띠 단식을 시작하면 초기에는 공복감을 느낄 수 있다. 그때는 흑설탕(또는 벌꿀)이 들어간 생강홍차를 마시거나 흑설탕 또는 초콜릿을 먹어도 좋다. 공복감이나 만복감은 위 안에 있는 음식물의 양으로 결정되는 것이 아니라 혈액 안의 당분(혈당) 양으로 정해지기 때문이다. 혈당이 올라가면 뇌의 만복 중추를 자극하여 만복감을 느끼게 되고, 혈당이 떨어지면 마찬가지로 공복 중추를 자극하여 공복감을 느끼게 된다.

공복일 때 밥, 빵, 라면 등을 먹으면 탄수화물이 위장에서 소화되어 혈당이 되는 약 1시간 동안은 배부름을 느끼지 못하니 그야말로 실컷 먹게 된다. 그리고 약 1시간 후에 혈당이 상승하고 포만감을 느끼기 시작할 무렵엔 위장 안에 이미 너무 많은 음식물이 들어와 있어 결국엔 비만으로 이어지게 된다. 그러나 흑설탕이 들어간 생강홍차나 흑설탕, 초콜릿은 흡수가 빨라 1분 만에 혈당이 상승하므로 공복감이 금세 사라진다.

이 쁘띠 단식을 하고 나서 1개월에 3~5kg의 감량에 성공한 사람은 셀 수 없이 많고, 반년 만에 22kg이나 뺀 사람도 있다. 쁘띠 단식에 의해 배설 기능이 좋아지고, 배설 기능이 좋아지면 혈액도 정화되므로 여러 가지 병이나 증상이 개선되는 경우도 많다.

실제로 쁘띠 단식을 실천한 사람들로부터 "어깨 결림이나 두통이 나았다", "류머티즘의 통증이 줄어들었다", "천식 발작이 나아졌다", "혈압이 내려갔다", "간 기능 수치가 개선되었다", "피부가 좋아졌다" 등의 소감을 많이 듣는다. 그럴 때마다 나 역시 상당히 기쁜 마음에 의사라는 직업에 행복을 느끼게 된다.

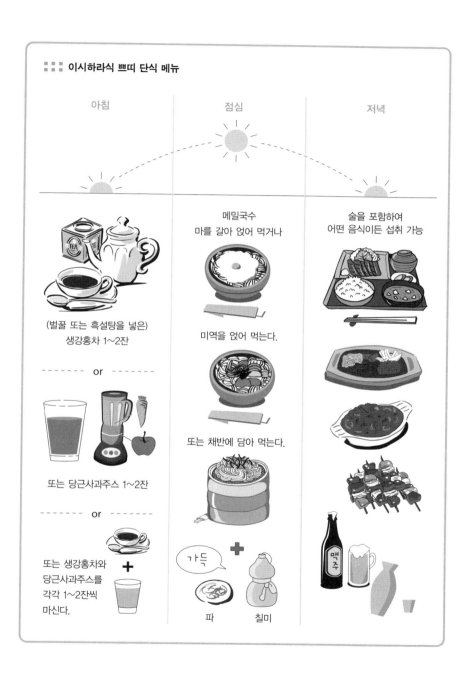

아침

점심

저녁

(벌꿀 또는 흑설탕을 넣은)
생강홍차 1~2잔

------ or ------

또는 당근사과주스 1~2잔

------ or ------

또는 생강홍차와
당근사과주스를
각각 1~2잔씩
마신다.

메밀국수
마를 갈아 얹어 먹거나

미역을 얹어 먹는다.

또는 채반에 담아 먹는다.

가득

파   칠미

술을 포함하여
어떤 음식이든 섭취 가능

맥주

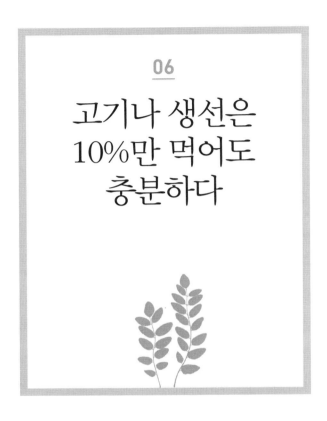

06
고기나 생선은
10%만 먹어도
충분하다

    지구에서 가장 커다란 동물인 코끼리는 체중이 6톤이나 되지만 풀만 먹고 산다. 그리고 사람에게 우유와 고기를 제공해주는 소도 풀만 먹는다. 이들의 치아는 초식에 적합한 평평한 모양을 하고 있기 때문이다. 반대로 사자, 호랑이, 치타 같은 육식동물들은 알칼리성 혈액을 만들어야 하니 풀이나 과일을 먹으라고 해도 절대 먹지 않는다. 그들의 치아는 육식에 최적화된 날카로운 모양새이기 때문이다. 이렇듯 동물의 식성은 진화 과정에서 나타나는 치아의 형태로 규정된다.

치아로 살펴보는 인간 본연의 식성

그러면 사람의 치아 형태는 어떠할까?

32개의 치아 중에서 20개(62.5%)가 절구 모양의 어금니이고, 나머지 8개(25%)가 앞니, 4개(12.5%)가 송곳니다. 어금니는 곡물을 먹

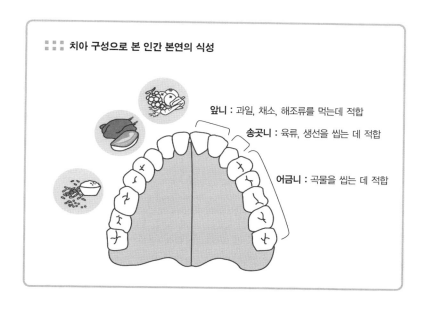

■ ■ ■ **치아 구성으로 본 인간 본연의 식성**

앞니 : 과일, 채소, 해조류를 먹는데 적합

송곳니 : 육류, 생선을 씹는 데 적합

어금니 : 곡물을 씹는 데 적합

을 때 사용하고, 앞니는 과일·채소·해조류를 먹을 때, 송곳니는 형태가 날카로우니 생선이나 고기를 먹는 치아라고 보면 된다.

따라서 치아 형태로 볼 때 사람은 쌀이나 빵(보리) 같은 곡물을 60% 이상 섭취하고, 25%는 채소나 과일을, 육류나 생선은 10%가 조금 넘게 먹으면 된다는 것을 알 수 있다.

사람과 유전자가 약 98%나 같고 신장이 170cm, 체중 200kg인 고릴라가 대나무의 껍질과 새싹류, 바나나 같은 과일만 먹고 산다는 사실을 보더라도 사람 또한 꼭 육류를 먹을 필요는 없다고 할 수 있다.

유럽인의 상반신이 짧은 이유

인류의 선조는 300만 년 전에 아프리카 대륙에 있는 원숭이로부터 파생되어 진화했다. 그 일부는 5만 년 전에 지브롤터 해협을 건너 유라시아 대륙의 우랄 지방에 도착해 수렵을 하였고, 거기에서 더 동쪽으로 이동해 아시아로 온 사람들은 농경을 시작했다.

이렇게 수렵이니 농경이니 하는 생활 양식을 정착시킨 것은 기후였다. 한 예로, 우랄 지방에서 북상한 유럽인의 선조는 엄동설한인 땅에서 제대로 농경을 할 수 없었고 더불어 과일도 수확할 수 없었다. 그래서 수렵에 의존하게 되었고, 그러다 보니 자연스럽게 육식을 하는 습관이 시작되었다.

육식 위주의 식생활은 사람들의 체형도 바꿔놓았다. 고기를 위장(오장육부의 부) 안에 넣으면 문자 그대로 '부(府)+육(肉)'이 되어 썩게 된다. 따라서 되도록 빨리 배설을 해야만 하기에 유럽인의 장은 짧아졌고, 짧아진 장을 담고 있는 몸통 또한 짧아져 상반신보다 다리가 훨씬 긴 체형이 완성되었다.

유럽인들의 높은 코는 기후에 적응하기 위한 생체 반응이다. 차가운 공기를 들이마시면 폐가 상처를 입어서 기관지염이나 폐렴이 쉽게 생긴다. 그것을 아는 몸은 코로 들어가는 입구를 좁게 하여 공기가 적게 유입되게 하고 코의 안쪽을 높여 비강을 크게 만들어 그곳에서 공기를 덥힌 후에 폐로 들어가게 한 것이다.

백발이나 금발도 기후의 영향을 받은 것이다. 내가 의학부를 다니던 시절 해부학 교수님께서 말씀하신 바로는 일조 시간이 매우 적은 유럽에서는 후천적인 백색증이 생겨났다고 한다. 간단히 말하면 유럽인의 체격과 용모는 인류의 기본적인 형태에서 특화된 것이다.

이렇게 유럽인들이 어쩔 수 없이 시작한 육식 습관을 다리가 짧고 몸통이 긴 농경민족인 우리가 아무런 의심 없이 받아들이면서 비극이 일어났다. 즉 병이 서구화되었고 여러 병이 증가하게 된 것이다. 미국에서도 1910년대 이후 고기, 달걀, 우유의 섭취가 증가하면서 폐암, 대장암, 유방암, 난소암, 자궁암, 전립선암, 췌장암과 같은 서구형 암이 급증하였다.

이런 사실들로 알 수 있는 것은 서양인 역시 20개나 되는 어금니와 8개의 앞니, 4개의 송곳니를 가지고 있는 한 곡식과 채소를 주로 먹어야 한다는 점이다.

과학, 특히 현대과학인 영양학은 겨우 200~300년밖에 안 됐지만 생명에는 30억 년의 역사가 있다. 자연이 만든 생명체의 치아 형태가 식성을 나타낸다는 것은 엄연한 사실이다. 겨우 수백 년의 분석 학문에 지나지 않는 영양학이나 의학이 이러쿵저러쿵 말할 정도로 생명은 얄팍한 존재가 아니라는 것은 자신 있게 말할 수 있다.

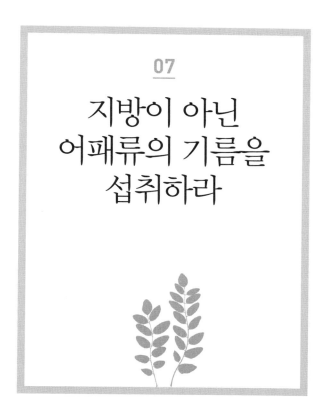

07

지방이 아닌 어패류의 기름을 섭취하라

포화지방산(脂)은 라드(돼지의 지방조직에서 채취한 지방)나 버터처럼 상온에서는 고체이고, 일단 섭취하면 혈액 안에서 굳어져 뇌경색이나 심근경색 같은 혈전증을 쉽게 일으킨다. 이에 비해 생선이나 조개류에 포함된 기름(油)은 EPA(에이코사펜타엔산)나 DHA(도코사헥사엔산) 등으로 상온에서 액체(기름)로 존재하며, 오히려 혈전을 녹이거나 혈중 지질을 감소시켜 혈압을 내리는 작용 등을 한다.

많은 사람이 새우, 게, 오징어, 문어, 조개, 명란젓 같은 어패류가 콜레스테롤을 많이 함유하고 있다고 오해하고 있다. 그러나 1977년 당시 오사카대학 내과교수(후에 총장)였던 야마무라 유이치 의학박사가 종래의 비색법(比色法)이 아닌 보다 정확한 효소법으로 측정해보았더니, 이들 물질의 콜레스테롤 함유량이 매우 낮다는 사실이 밝혀졌다(비색법에서는 화학구조식이 매우 유사한 브라시카스테롤이나 베타시토스테롤을 콜레스테롤이라고 측정한다).

그뿐 아니라 어패류는 아미노산인 타우린을 많이 포함하고 있어 다음과 같은 여러 가지 유익한 작용을 하는 것을 알게 되었다.

어패류의 유익한 작용

● 혈액 안의 콜레스테롤과 중성 지방률을 낮춰준다.

● 혈전을 녹인다.

● 혈압을 내린다.

● 담석을 녹인다.

● 간 기능을 강화한다.

● 강심 작용이 있어 부정맥에 효과가 있다.

● 당뇨병을 예방한다.

● 암의 전이를 막는다.

● 근육의 피로를 없앤다.

● 시력을 좋게 한다.

살펴봤듯이 지구에 있는 모든 생물의 생명을 낳아준 바다에서 나는 어패류가 몸에 나쁠 리가 없다.

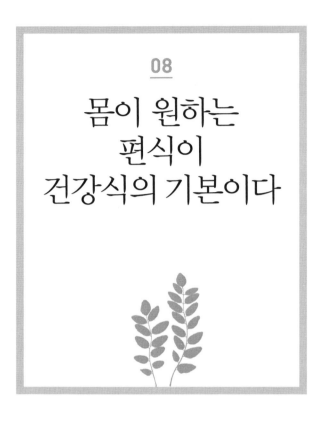

08

몸이 원하는
편식이
건강식의 기본이다

앞에서 얘기했듯이 소나 코끼리는 풀만 먹으며, 호랑이나 사자는 고기만 먹는다. 이렇게 보면 동물은 모두 심각한 편식을 한다고 볼 수 있는데도 건강하게 잘살아가고 있다. 사람도 동물이니 이와 다르지 않다.

사람의 체격과 용모, 성격이 천차만별이듯 음식물에 대한 취향도 당연히 다를 수밖에 없다. 그러니 지금 각자 맛있다고 느끼는 것이 있다면 그것이야말로 지금 자신이 필요로 하는 영양소를 포함한 음식물이므로 좋아하는 것은 마음껏 먹고, 싫어하는 음식은 먹을 필요가 없다. 편식이야말로 체질을 한쪽에 치우치지 않는 균형적인 상태로 지키려는 본능에 따른 건강 유지 반응인 것이다. 즉, 좋아하고 싫어하는 음식물이 있는 것은 그것을 먹는 사람의 체질과 관련이 있으며, 이것은 병을 예방하고 건강을 유지하고 증진하기 위해 발휘되는 본능적인 반응인 것이다.

음양론으로 살펴보는 인간의 체질

동양의학의 음양론을 살펴보면 편식해야 하는 이유를 더 쉽게 이해할 수 있다. 동양의학에서는 삼라만상 모든 것이 양과 음으로 이루어져 있다고 본다. 사람이 죽어갈 때 의사는 가장 먼저 심전도부터 읽는데, 이것은 심장이 전기 현상에 의해 움직이기 때문이다. 심장뿐만 아니라 모든 장기, 즉 생명은 기본적으로 전기 현상 덕분에 운영된다. 그리고 전기는 양(+)과 음(−)에 의해 성립된다.

'여름 · 낮 · 밝다 · 따뜻하다 · 건조하다'는 것은 양이다. 반대로 '겨울 · 밤 · 어둡다 · 춥다 · 습하다(물)'는 음이다. '적 · 흑 · 주황’ 같은 따뜻한 색은 양이고, ‘청·백·녹색’은 음의 색이다.

사람도 크게 보면 남자는 양성, 여자는 음성으로 분류된다. 남자 중에서도 키가 작고 통통하며 고혈압이 있는(흔히 ‘아저씨’라 불리는 유형) 사람은 근육(적색=열이 높다)이 발달하고 안색이 붉어서(적혈구가 많다) 강한 양성이라 할 수 있는데, 그중에서도 특히 대머리인 사람은 양성이 더 강한 편이다. 반대로 여성은 근육량이 적고 빈혈 기미가 있으며 몸속 수분이 많으므로 음성이다. 남성 중에서도 얼굴이 희고 장신이며 머리털이 많고 희끗희끗한 사람은 음성에 가깝다 할 수 있다. 이런 사람들은 대체로 근육도 빈약하지만 근육을 단련하면 양성 체질에 가까워진다.

양성과 음성을 구분하는 기본적인 방법은 171~172쪽의 양성도와 음성도 테스트를 참고하고, 양성·음성인 사람의 체질과 성격의 특징적인 차이를 간단히 정리하면 다음과 같다.

양성 체질의 특징

● 체온이 높고 근육이 발달하였으며 활동적이다.

● 식욕이 왕성하고 건강하게 생활을 하는데 그 원기가 오히려 독이 되기도 한다.

● 과식하기 쉬워서 혈액 안에 지방, 당 같은 잉여물이나 노폐물이 쌓여 혈액이 오염될 확률이 높다. 이런 사람들은 영양이 과

잉되어 생기는 병, 즉 서구형 질환으로 갑자기 쓰러져 일찍 죽는 경우가 많다.

음성 체질의 특징

● 여성에게서 많이 볼 수 있다.
● 원인 모를 통증을 자주 호소한다. 죽을 병에는 좀처럼 걸리지 않으나 평생 이런저런 증상을 호소하면서 자신과 주변 사람을 불편하게 만드는 경우가 많다.
● 냉증과 수분 때문에 생기는 갖가지 증상(알레르기 등)을 겪는다.

체질에 따른 음식 선택법

이렇게 양성과잉, 음성과잉처럼 한쪽으로 치우친 것을 바로잡아 건강하게 되돌리는 역할을 하는 것이 음식이다. 양성 체질인 사람이나 양성과잉으로 인해서 병이 생긴 사람은 음성 음식을 먹으면 건강이 회복되고, 반대로 음성 체질인 사람이나 음성과잉으로 인해서 병이 생긴 사람은 양성 음식을 먹으면 원인 모를 아픈 증상도 없어지고 건강해진다.

양성 음식물은 대개 흑·적·주황 같은 따뜻한 색을 띠며, 크게 동물성 식품(우유는 제외), 소금 및 맵고 짠 음식, 뿌리채소, 북방산 음식물(메밀, 소금에 절인 연어 등)이라고 알아두면 간단하다.

음성 음식물은 백·청·녹·남색 같은 파란색을 띠며, 종류는 수분이 많은 음식(물, 식초, 우유, 맥주, 위스키, 콜라, 주스), 남방산 음식(바나나, 파인애플, 귤, 레몬, 멜론, 토마토, 오이, 수박, 카레, 커피, 녹차), 백색 음식(백설탕, 화학조미료), 부드러운 음식(수분이나 기름을 많이 함유한 것, 보리로 만든 빵, 버터, 마요네즈, 크림류), 생채소(샐러드류)로 기억해두면 좋다.

알코올의 경우, 차가운 성질의 보리로 만든 맥주나 위스키는 몸을 차갑게 만들지만 북방산 과일인 포도로 만든 와인(특히 레드와인)이나 브랜디는 몸을 따뜻하게 해준다. 여름에 맥주가 맛있는 이유는 바로 이 때문이다. 앞에서 본 것처럼 체질에는 양과 음이 있으며 몸은 그와는 반대의 성질을 가진 음식물을 원한다. 몸을 따뜻하게 하는 정종이나 소흥주(찹쌀이 원료인 중국의 발효주)는 냉증(음성 체질)인 사람이 즐겨 마시고, 반대로 더위를 타는(양성 체질) 사람은 맥주나 위스키에 얼음을 탄 것을 좋아하는 이유도 거기에 있다.

양성과 음성 체질 모두에게 좋은 간성 음식물은 몸을 따뜻하게도 차갑게도 하지 않는 것으로 노란색이나 연한 갈색을 띠는 경우가 많다. 현미, 검은 빵, 조, 피, 콩, 호박, 감자처럼 인류가 주식으로 삼아온 음식은 대개 노란색이나 연한 갈색을 띠는 간성 식품이

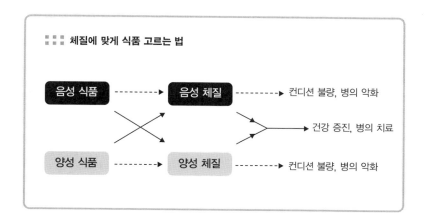

체질에 맞게 식품 고르는 법

음성 식품 ----------→ 음성 체질 ----------→ 컨디션 불량, 병의 악화

----------→ 건강 증진, 병의 치료

양성 식품 ----------→ 양성 체질 ----------→ 컨디션 불량, 병의 악화

다. 이들은 언제 누가 먹어도 좋은 건강 식품이다.

음성 체질인 사람이 우유, 생채소, 토마토처럼 음성 음식물을 너무 먹고 싶을 때는 열을 가하거나 소금을 뿌려서 양성으로 바꿔 먹는 것이 좋다. 토마토나 수박에 소금을 뿌려서 먹어도 맛있으며, 오이도 소금으로 문지르면 음성이 간성으로 변해 맛있어진다. 이와 관련한 대표적인 식품은 홍차, 치즈, 절임 음식이다.

열이나 염분을 가해 성질이 바뀐 식품들

● **녹차(음성) → 홍차(양성)** : 녹차는 남방지역인 인도가 원산지이므로 아무리 따뜻하게 해서 마셔도 유럽처럼 추운 곳에 사는 사람들의 몸을 더욱 차갑게 만든다. 따라서 영국인을 포함한 유럽인들은 녹차에 열을 가해 발효시켜서 성질이 녹(음성)에서 적

■ ■ ■ ■ **양성, 간성, 음성의 분류**

	우주	색	체질	걸리기 쉬운 병	식품
양성	태양 여름 낮	적 흑 주황 등	· 남성 (특히 대머리) · 혈압이 높다 · 근력이 있으며 활발하다 · 변비에 잘 걸린다	· 고혈압 · 뇌졸중 · 심근경색 · 변비 · 서구형 암(폐, 대장 등) · 당뇨병 · 통풍	· 북방산 음식 · 단단한 음식 · 적, 흑, 주황색 음식 · 소금, 된장, 간장, 명란젓 · 동물성 식품(고기, 달걀, 치즈, 생선, 새우, 문어, 조개 등) · 뿌리채소(우엉, 당근, 연근, 생강, 칡) · 검은색 음식(홍차, 해조류, 팥, 검은콩) · 정종, 레드와인, 매실주, 희석 한 위스키
간성		노랑	· 양과 음의 중간 체질	· 병에 잘 걸리지 않는다	· 노란색 음식(현미, 검은 보리, 검은 빵, 옥수수, 칡, 대두) · 북방산 과일(사과, 포도, 버찌, 산딸기)
음성	달 겨울 밤	청 백 녹 남색	· 여성(남성이라 면 백발) · 냉증, 저혈압 · 설사(또는 변비) · 체력이 없다 · 아침이 힘들고 야행성	· 저혈압, 빈혈, 위염, 궤양, 위암 · 알레르기, 류머티즘, 통증이 있는 병 · 우울증, 정신병, 자살 · 부종 · 교원병* · 갑상선기능항진증	· 연하고 물기가 많은 것 · 청, 백, 녹색 음식 · 잎채소 · 남방산(바나나, 파인애플, 귤, 레몬, 메론, 수박, 토마토, 오 이, 카레, 커피, 녹차) · 백색 음식(백설탕, 흰색 빵, 화 학조미료) · 물, 식초, 우유, 맥주, 위스키, 콜라, 주스

* 병리조직학적으로 혈관의 결합조직에 팽화(膨化)나 괴사(壞死) 따위의 변화가 발견되는 모든 질환을 일괄

(양성)으로 바뀐 홍차를 애용한다.

- **우유(음성) → 치즈(양성)** : 우유에 열을 가하면 치즈가 된다. 냉증인 사람이 우유보다 치즈를 좋아하고 추운 나라인 스위스에서 치즈 퐁듀를 많이 먹는 것도 그 때문이다.

- **무(음성) → 장아찌(양성)** : 무를 말리거나 소금을 넣어 절임 음식으로 만들면 색이 노래지면서 몸을 따뜻하게 해주는 성질로 변한다. 추운 지역에 사는 사람들이 절임 음식을 좋아하는 것도 그 때문이다.

- **콩(간성) → 두부나 두유(음성), 된장이나 간장(양성)** : 간성 음식인 콩을 두부나 두유로 만들면 하얀색으로 변하면서 음성 식품이 되지만, 열과 소금을 가하여 된장이나 간장으로 만들면 색이 진해져 양성 식품이 된다.

수시로 바뀌는 체질, 그때그때
몸이 원하는 대로 먹으면 아무 걱정 없다

양성 체질이냐 음성 체질이냐 하는 것은 절대적이지 않다. 체질이라는 것은 그날의 활동 상황이나 생활 태도에 의해 미묘하게 변할 수도 있기 때문이다. 양성 체질인 사람이라도 온종일 앉아서 일을 해 스트레스가 쌓이면 혈행이 나빠지고 몸이 차가워져서 몸을 덥히는 양성 식품을 찾게 된다. 반대로 음성 체질인 사람이라도 운동이나 사우나를 한 후에는 맥주, 샐러드, 남방산 과일이 맛있다고 느낀다.

일반적으로 겨울에는 누구나 음성 체질이 되므로 따뜻한 찌개, 전골, 절임 음식, 명란젓 같은 양성 식품을 많이 먹게 되고, 여름에는 누구나 덥다고 느끼니 차가운 것, 수박, 식초가 든 음식, 맥주 같은 양성 식품을 찾게 된다.

이처럼 양성이니 음성이니 하는 것은 체질, 계절, 그날의 생활 상태에 의해서 변하므로 그때그때의 체질 상태에 따라 필요한 음식을 몸이 원하는 대로 먹으면 된다.

노화 예방의 권위자인 농학박사 오치 히로토모 선생이 "건강식의 원칙은 미식소식(美食少食)이다"라고 주장한 바가 있는데 이는 실로 명언이라 할 수 있다. '미식'이란 그 사람의 체질과 그 당시의 몸 상태에 따라서 가장 맛있다고 느끼는 것을 먹는다는 의미다. 그리고 소식의 유익성에 대해서는 이미 앞서 여러 번 말했다. 소식을 실행하기 위해서는 지금까지 말했듯이 아침을 거르면 좋다.

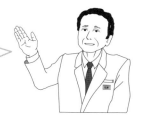

자신에게 맞는 곳에 동그라미를 친 뒤에 각 항목에 대해 양성은 +1점, 음성은 −1점, 간성은 0점으로 계산하여 자신의 체질을 판단해보자.

	양성(+1점)	간성(0점)	음성(−1점)
1. 신장	중간 정도~작다	중간 정도	키가 크다
2. 살의 유형	단단하고 살집 있다	어느 쪽도 아니다	부드럽다
3. 등 모양	등이 꼿꼿하다	어느 쪽도 아니다	고양이 등처럼 굽어 있다
4. 얼굴형	둥글다	어느 쪽도 아니다	얼굴이 길다
5. 머리카락	숱이 적다(대머리)	연령에 적합한 정도	많다(나이가 들수록 백발)
6. 목	짧고 두껍다	어느 쪽도 아니다	가늘고 길다
7. 눈	가늘고 홑꺼풀	쌍꺼풀이 있고 가늘거나 크고 쌍꺼풀	홑꺼풀이고 크다
8. 피부색	적색~갈색	희지도 검지도 않다	흰색~푸르스름한 색
9. 목소리	굵고 힘차다	어느 쪽도 아니다	작고 쉰 목소리
10. 말투	빠르고 공격적이다	어느 쪽도 아니다	느리고 온화하다

	양성(+1점)	간성(0점)	음성(-1점)
11. 행동	빠르고 힘 있다	어느 쪽도 아니다	느리고 힘이 없다
12. 성격	적극적, 자신만만, 낙천적, 밝다	어느 쪽도 아니다	소극적, 비관적, 어둡다
13. 체온	36.5℃보다 높다	36.5℃ 전후	36.5℃보다 낮다
14. 맥박	강하다	중간 정도	약하다
15. 혈압	정상 범위보다 높다	정상 범위 내	정상 범위보다 낮다
16. 식욕	왕성하다	보통	그다지 없다
17. 대변	굵고 단단하다	보통	묽거나 가늘고 변비 증상
18. 소변 농도	진하다	노란색	연하고 투명에 가깝다
19. 소변 횟수 (하루)	5～6회	7회 전후	8회 이상이나 4회 이하
합　계	점	점	점

1～19항목 점수의 합계　　　　　　점

19항목의 합계를 내보면 당신의 체질이 어디에 속하는지 알 수 있다.

11점 이상	강(强)양성
6～10점	양성
-5～5점	간성
-10～-6점	음성
-11점 이하	강(强)음성

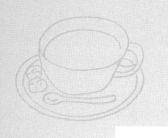

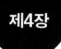

제4장

근육을 단련해야
젊게 살 수 있다

근육이 쇠퇴하는 건 노화가 시작됐다는 의미다.
노화를 늦추는 근육 단련법을
걷기, 실내운동, 초간단 운동 등으로 알아본다.
이시하라 박사의 운동법은 작은 공간에서 활용 가능하며,
적은 움직임으로 최대의 효과를 거둘 수 있다.

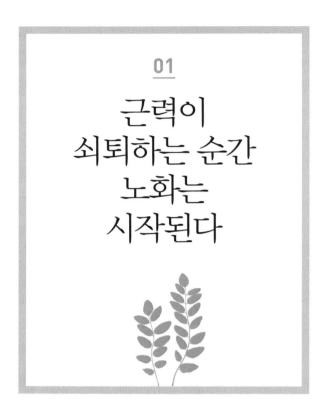

01
근력이
쇠퇴하는 순간
노화는
시작된다

엉덩이, 넓적다리, 허리 등의 근육이 풀어져서 하반신이 가늘어지는 것, 눈이 침침해지거나 치아의 상태가 나빠지는 것, 상체가 앞으로 구부정해지고 무릎이 약간 꺾인 것 같은 자세는 등 근육이나 다리 근육이 쇠퇴하면 나타나는 증상들이다.

근력이 심하게 저하되면 일어서는 것도 힘들어져 휠체어 생활을 하거나 몸져누워서 지낼 수밖에 없다. 누워 있더라도 그럭저럭 입을 움직여서 음식물을 먹을 수 있는 동안에는 의식이 있지만, 턱 근육의 힘이 없어져 씹을 수도 없게 되어 유동식을 먹어야 하거나 비강(코의 등 쪽에 있는 코 안의 빈 곳)을 통해 영양소를 섭취해야 하면 이빨로 씹지 않기 때문에 치매도 급속하게 진행된다.

이렇듯 인간의 노화 정도는 근육의 쇠퇴 정도와 비례해서 진행된다. 체중의 절반 가까이를 점유하고 있는 것이 바로 근육이기 때문이다. 따라서 젊음을 유지하고 활기차게 오래 살려면 근력을 유지하는 것이 무엇보다 중요하다.

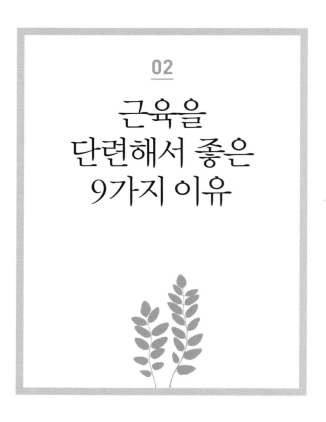

02
근육을
단련해서 좋은
9가지 이유

우리 몸의 혈액 안에는 단백질, 지방, 당, 비타민, 미네랄 같은 각종 영양소와 수분, 효소, 백혈구, 면역 물질 등이 포함되어 있다. 이런 성분들이 몸 안의 60조 개나 되는 세포로 각각 보내지는 덕분에 인간의 세포와 조직, 장기는 정해진 각자의 구실을 할 수 있는 것이다.

따라서 혈행이 나쁜 곳, 즉 몸이 차가운 곳에서는 병이 쉽게 생긴다. 예를 들면 위염·위궤양·위암 등 위에 병이 있는 사람은 명치가, 간장병에 걸린 사람은 오른쪽 윗배가, 자궁이나 난소에 병이 있는 사람은 아랫배가 차갑기 때문에 어느 장기에 병이 있는지는 배의 표면만 만져보아도 쉽게 짐작할 수 있다. 이를 미루어볼 때 병에 걸린 장기의 혈행을 좋게 만들면 병의 치유력을 높일 수 있다는 것을 알 수 있다. 그래서 아픈 곳에 온습포를 대거나 마사지, 침, 뜸 요법 등으로 치료하면 증상이 개선되는 것이다.

근육이 없으면 호흡도 할 수 없다

일반적으로 혈액순환에 관해서는 심장이 모든 책임을 짊어지고 있다고 생각하는데, 어른 주먹 정도의 크기밖에 안 되는 심장에는 사실상 그럴 만한 힘이 없다. 실제로 심장의 운동을 돕는 것은 횡격막과 그 외의 근육이다. 횡격막은 가슴과 배를 나누는 원반 모양의 근육으로, 호흡을 하면 오르락내리락하면서 위장과 간장, 비장, 췌장과 같은 복부 안의 장기나 흉부 안의 장기(폐, 심장)를 마사지해주고 복강과 흉강 속의 혈행을 좋게 해준다. 운동(또는 노동)을 해서 호흡이 거칠어지면 횡격막의 상하 운동도 격해지므로 혈액순환이 좋아진다.

횡격막보다 더 직접적으로 심장의 혈액순환 작용을 돕는 것은 인간 체중의 절반 정도를 점유하는 근육이다. 근육이 움직인다는 것은 수축과 이완을 반복한다는 의미이고, 그러면 근육 속의 혈관도 근육과 함께 수축과 확장을 반복한다. 이런 식으로 근육은 혈행을 좋게 하고 심장의 운동을 돕는데 이것을 '젖 짜기 효과(milking action)'라고 한다.

운동이나 노동을 해서 근육의 혈류가 좋아지면 전신의 장기와 조직, 세포로 통하는 혈류도 개선된다. 그뿐 아니라 운동을 하면 영양소나 면역 물질의 공급 기능 및 세포로 만들어진 노폐물의 운반 기능도 좋아져 여러 모로 병을 예방하거나 개선하는 데 효과적이다. 그리고 심장이 받는 부담도 덜어져서 심장병이 예방된다.

이 외에도 운동을 하면 다음과 같은 효능을 얻을 수 있다.

운동의 효능

- 근육량이 늘어나고 강해져서 잘 넘어지지 않는다(근력의 저하로 생기는 전도골절은 사람이 몸져눕게 되는 원인 중 3위다).
- 뼈가 강해져 골다공증에 걸리지 않는다.
- 체온 조절 능력이 발달하여 더위와 추위에 강해지고 감기에 잘 안 걸린다.

- 혈액 안의 좋은 콜레스테롤(HDL)이 증가하므로 뇌경색, 심근경색, 고혈압 같은 혈관성 병변을 방지할 수 있다.

- 혈액 속 지방이 감소하고 근육이 증가한다. 혈액량도 증가하므로 혈색이 좋아져 몸이 다부지게 변한다.

- 근육 안의 모세혈관이 증가하므로 혈관의 저항이 적어지고 혈압이 내려간다.

- 영양소를 충분히 이용할 수 있고 배설이 촉진되므로 위장의 움직임이 좋아진다.

- 정신적 스트레스가 해소된다. 운동을 하면 뇌에서 알파파(몸의 긴장을 풀었을 때 나오는 뇌파)가 나오며 쾌감 호르몬인 베타엔도르핀도 분비된다.

- 폐의 기능이 강화된다. 운동을 하면 깊은 호흡을 할 수 있어서 감기, 기관지염, 폐기종 등도 예방된다.

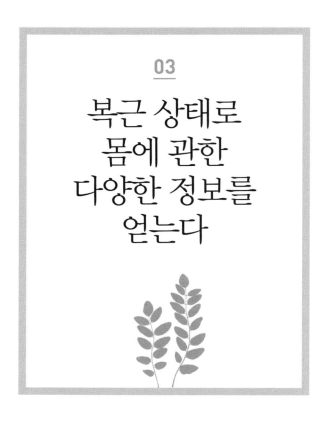

03

복근 상태로
몸에 관한
다양한 정보를
얻는다

동양의학에서는 배를 우리 몸의 중심이라고 생각하여 배를 진찰하는 것을 중요하게 여긴다. 배에는 위장, 간장, 췌장, 신장 같은 중요 장기가 들어 있을 뿐 아니라 실제로도 다양한 정보가 숨겨져 있다. 예를 들어 환자에게 누운 자세로 배를 내보여달라고 해서 촉진해보면 다음과 같은 사실을 알 수 있다.

복근 촉진으로 몸의 상태를 진단한다

■■ 복근의 힘이 약하면 → 허약 체질로 진단

손으로 배를 눌렀을 때 아무런 저항 없이 쑥 들어가면 허약 체질 이라고 바로 진단 내릴 수 있다.

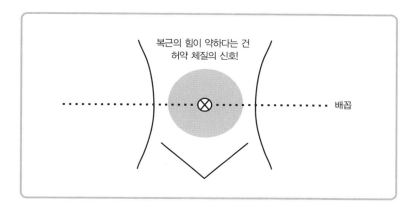

■■ 아랫배의 근력이 약하면 → 신(腎)이 허하다고 진단

배꼽보다 위쪽 배의 근육은 충분히 단단하지만, 배꼽 아랫부분 을 누를 때 쑥 들어가는 사람이 있는데 이런 상태는 신(腎)이 허한 경우라 진단할 수 있다.

동양의학에서 말하는 '신(腎)'은 서양의학에서 말하는 신장뿐만 아니라 부신, 생식기, 비뇨기, 생명력까지 포함한다. 따라서 신이 허하면 다리와 허리의 냉증, 부종, 통증, 저림, 배뇨의 이상(빈뇨 등),

정력 저하 같은 이른바 노화 증상을 겪을 수 있다. 하지만 네프로제(콩팥의 토리에 이상이 있어 혈액 안의 단백질이 오줌 안에 다량으로 배출되며 몸이 붓는 병)나 만성신장염 같은 신장병 또는 부신·생식기질환(고환·종창 등)을 앓고 있으면 신허 증상이 나타난다.

또한 신(腎)의 힘과 눈의 힘은 비례하기 때문에 신허 증상이 생기면 눈의 피로, 백내장, 노안, 녹내장 같은 눈의 이상이나 병이 같이 나타나기도 한다.

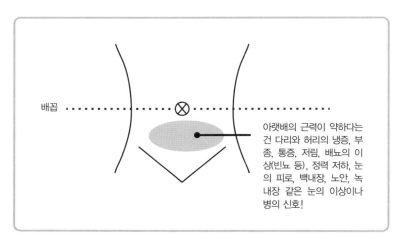

배꼽

아랫배의 근력이 약하다는 건 다리와 허리의 냉증, 부종, 통증, 저림, 배뇨의 이상(빈뇨 등), 정력 저하, 눈의 피로, 백내장, 노안, 녹내장 같은 눈의 이상이나 병의 신호!

■■■ 윗배에서 박동이 느껴지면
→ 심장병, 불면증, 불안·노이로제, 피로, 체력 저하를 의심

배꼽 위에 손가락을 대보면 대동맥의 박동이 느껴지는 사람이 있다. 이는 심장병, 불면증, 불안 및 노이로제, 피로, 체력 저하와

같은 증상들을 가진 사람에게 나타난다.

　서양의학에서는 위와 같은 증상(병)이 나타나면 각각의 증상별로 약을 다르게 처방한다. 그러나 동양의학에서는 용골(2만~3만 년 전 포유류의 화석 뼈)과 모려(굴조개 껍데기의 분말)가 들어간 계지가용골모려탕이나 시호가용골모려탕을 처방하는데, 이는 위의 모든 증상에 좋은 효과를 낸다.

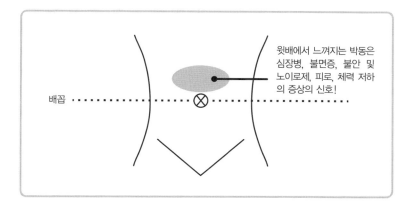

■■ **오른쪽 윗배가 불편하게 팽만한 느낌이 들면**
　→ **간장병, 호흡기나 소화기의 만성염증, 피로, 영양 과잉을 의심**

　오른쪽 윗배가 왠지 편치 않거나, 바지에 벨트를 하는 것이 불편하다고 느낄 만큼 팽만감이 느껴지는 경우, 그리고 오른쪽 윗배를 손으로 눌렀을 때 압통이나 괴로운 느낌이 들면 간장병, 호흡기나 소화기의 만성염증, 피로, 영양 과잉을 의심할 수 있다.

이런 증상에는 한방의 시호제(체력에 따라 대시호, 소시호탕, 시호계지 탕으로 나뉜다)가 잘 듣는다.

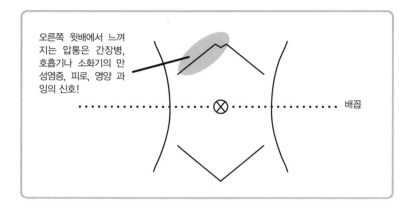

오른쪽 윗배에서 느껴지는 압통은 간장병, 호흡기나 소화기의 만성염증, 피로, 영양 과잉의 신호!

배꼽

■■ 명치를 두드렸을 때 찰찰 소리가 나면 → 수독이 있다고 진단

검지, 중지, 약지를 모아 명치를 두드렸을 때 찰찰 하는 소리(진 수음)가 나면 수독이 있다는 증거이다.

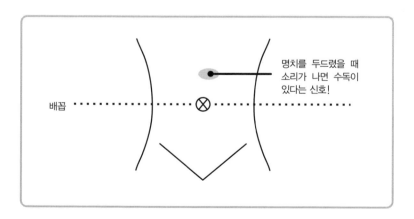

명치를 두드렸을 때 소리가 나면 수독이 있다는 신호!

배꼽

손바닥으로 배를 만졌을 때 차갑다면 비록 땀을 흘려서 더위를 타는 것처럼 보여도 냉성이라고 판단해야 한다.

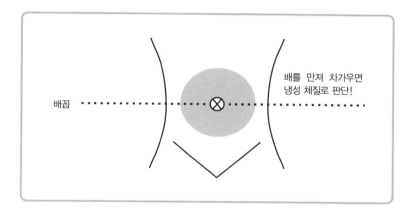

배꼽

배를 만져 차가우면 냉성 체질로 판단!

배를 따뜻하게 유지하면 면역력이 좋아진다

배 안에는 체열의 약 20%를 생산하는 간장과, 체열의 약 7%를 생산하는 신장, 그 외의 여러 장기가 있다. 그리고 배에는 뼈가 없는 대신 복직근(배곧은근. 복벽에 좌우로 나란히 상하로 뻗어 있는 1쌍의 근육), 복횡근(배가로근. 배의 양옆에서 세 번째 층을 이루며 가로놓여 있는 넓은 근육), 복사근(복부의 좌우와 중심에 있는 비스듬하게 생긴 근육)으로 구성된 복근이 있다.

그렇기 때문에 배를 따뜻하게 유지하는 것은 아주 중요하다. 즉 배가 따뜻하면 체열이 올라가면서 배 안의 장기와 근육으로의 혈행이 좋아지고 대사가 촉진되면서 체중도 감소한다. 또 체온이 상승하면 장의 면역세포 활동이 활발해지고 점점 면역력이 좋아져 모든 질병을 예방하거나 개선할 수 있게 된다.

배를 따뜻하게 하는 가장 간편한 방법은 배덮개(배가리개)를 하는 것이다. 나를 찾아온 환자 중에 겨울이 되면 몸, 특히 아랫배나 허리가 차가워지고 20~30분 간격으로 소변을 보게 되어 괴롭다는 60세 여성 환자가 있었다. 이 환자에게 배덮개를 추천했더니 일주일도 채 지나지 않아서 배뿐만 아니라 하반신 전체가 따뜻해지고, 소변의 횟수가 줄어든 대신 1회 소변의 양이 늘어나 두 달 만에 3kg이나 빠졌다는 반가운 소식이 들려왔다.

요즘에는 속옷 형태의 배덮개가 나와 마음만 먹으면 누구든 간편히 배를 보호할 수 있어 참으로 다행이다.

70대 노인의 당부

어느 날, 얼굴도 모르는 70세 남성으로부터 다음과 같은 편지를 받았다.

'저는 10년 이상이나 C형 간염을 앓아왔습니다. 주치의가 인터페론(바이러스에 감염된 동물의 세포에서 생산되는 항바이러스성 단백질) 주사요법을 추천했지만, 부작용(발열 · 탈모 · 우울증)이 두려워 거부하고 있었습니다. 그러던 중 선생님의 저서를 읽고 나서 간장으로의 혈행을 좋게 만들려고 배덮개를 둘렀더니 약 1개월 후의 검사에서 평소 150 전후였던 GOT 수치(정상 수치 40 이내)와 GPT 수치(정상 수치 40 이내)가 모두 50 정도까지 내려갔습니다.

갑작스러운 결과라서 믿기 어려워 다음 한 달 동안은 시험 삼아서 배에 아무것도 두르지 않고 생활하다가 다시 혈액 검사를 받는데, 이번엔 GOT와 GPT 수치가 또 150대로 올라갔습니다. 그래서 다음 1개월은 또 배덮개를 두르고 생활을 하다가 검사를 했더니 그 수치가 다시 50대로 내려갔습니다.

이 경험을 통해 배덮개를 두르는 것만으로 간 기능이 좋아지는 것을 확인했습니다. 부디 간염 환자들에게 꼭 배덮개를 착용하라고 권해주시길 바랍니다.'

이 편지의 주인공은 그야말로 스스로 진단하여 고치는 방법을 실천하여 좋은 결과를 얻은 경우이다.

모든 병은 혈행이 나쁜 곳에서 일어난다는 것에 대해서는 이미 여러 번 이야기했다. 위의 환자도 배를 따뜻하게 만들어 간장으로의 혈행을 좋게 하니 간장에 여러 가지 영양소, 수분, 산소, 면역 물질, 백혈구의 공급이 좋아져 간 기능이 개선된 것이다.

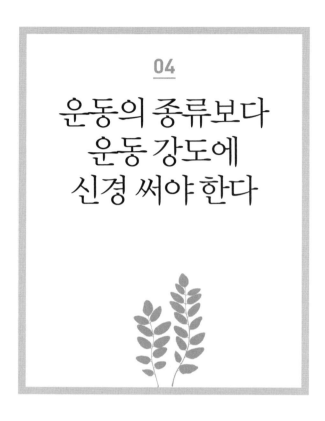

04
운동의 종류보다
운동 강도에
신경 써야 한다

근력을 키우는 데는 무슨 운동을 하든 종류는 상관없지만 운동을 잘못하면 큰일을 당할 수 있으니 제대로 된 운동법을 익혀야 한다. 특히 중년 이후에는 조깅이나 골프를 하다가 돌연사를 당하는 경우가 종종 있는데, 운동 중에 돌연사하는 원인으로는 뇌졸중, 심근경색, 부정맥 같은 순환기질환이 90% 이상을 차지한다. 이를 방지하려면 '무리하게 운동하지 말라'는 추상적인 기준이 아니라, '원래 체력의 60% 이내로 정확하게 계산하여 운동해야 한다'는 기준을 확실히 인지해야 한다.

스포츠생리학에 의하면 적절한 운동 강도는 맥박 수와 나이를 기준으로 계산할 수 있다. 우선 다음 식을 참고하여 자신의 나이에 맞는 1분 동안의 맥박 수를 계산한다.

$$X(1분 \ 동안의 \ 맥박 \ 수) = 160 - 본인의 \ 나이$$

만일 당신이 40세라면 '160−40＝120회/분'이니 1분 동안 120회 이내로 맥박이 뛰게 운동하면 된다. 마찬가지로 50세라면 1분에 110회 이내, 60세라면 1분에 100회 이내로 맥박을 조절하면 운동 중 사고는 막을 수 있다. 만약 이 맥박 수 이내로 운동을 계속 하는데도 이전처럼 맥박이 상승하지 않는다면 그때는 운동의 강도를 높이거나 양을 늘려도 좋다.

아무래도 혼자서 맥박을 잴 일이 많을 것이다. 그때는 왼손의 검지·중지·약지를 모아 약간 구부린 상태에서 오른쪽 엄지손가락과 손목이 연결된 뼈의 바깥쪽에 대면 된다. 이 자세에서 시계를 보면서 1분 동안의 맥박 수를 잰다. 이것이 귀찮을 때는 10초(또는 15초) 동안의 맥박 수를 재서 6배(또는 4배)를 하면 1분간의 맥박을 알 수 있다.

참고로 몸과 마음이 안정된 상태에서의 맥박 수는 1분에 60~80회다. 피곤하고, 심부전이나 발열 등으로 몸 상태가 좋지 않으면 맥박 수가 빨라진다. 또 체온이 1℃만 올라가도 맥박 수가 10회 정도 많아진다.

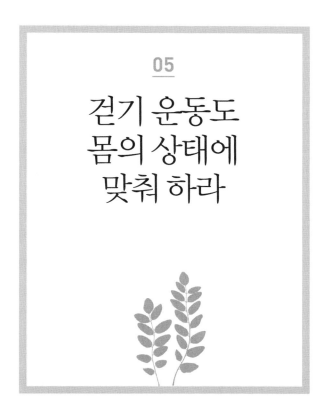

05

걷기 운동도
몸의 상태에
맞춰 하라

지금부터 운동을 새로 시작하려는 사람이라면 언제 어디서 누구나 계속할 수 있는 운동인 산책(걷기)을 권하고 싶다(지금 하는 운동이 있다면 계속 해도 좋다).

"뭐야, 겨우 산책이야?"라고 비웃을 수도 있으나, 인간 체온의 40% 이상은 근육에서 생산되고 그 근육의 70% 이상은 허리 아래에 존재한다. 따라서 허리 아래쪽 근육을 충분히 사용하면서도 맥박이 지나치게 올라갈 위험이 없는 산책은 건강에 큰 도움이 된다.

또한 산책하는 습관을 들이면 혈액의 흐름이 좋아지고 체온도 상승하여 몸과 혈액 안의 노폐물을 연소 후 배설하는 데 강력한 힘을 발휘한다.

일반 성인의 평균적인 도보 속도는 1분간 80m이다. 하루의 걸음 수나 걷는 속도는 아래의 도표를 기준으로 삼고, 특정 질환을 앓고 있는 사람들은 다음 내용을 참고한다.

▪▪▪ 나이별 걷는 방법

나이	분속(1분 동안 걷는 거리)	하루 최저 걸음 수
30대	85m	10,000보
40대	80m	9,000보
50대	75m	8,000보
60대	70m	7,000보
70대	60m	6,000보

비만인 사람에게 좋은 걷기의 기준

● 1분간 90m 이상의 속도로 걷되 1회에 30분 이상, 일주일에
 최소 3회(4회 이상 권장) 실시한다.

걷기 시작한 지 15분 동안은 몸속의 당분만 이용되므로 지방을
연소하여 배설하기 위해서는 30분 이상의 빠른 걷기가 필요하다.
다만, 앞서 말한 맥박 수는 반드시 지켜야 한다(189쪽 참조).

당뇨병 환자에게 좋은 걷기의 기준

● 1분간 70~80m의 속도로 약간 천천히 걷되 1회에 최소 20
 분 이상 꾸준히 실천한다.
● 공복 시에는 저혈당을 일으킬 위험이 있으므로 식후 1시간
 이상이 지난 후에 걷는 것이 좋다.

걷는 것으로 근육을 사용하면 근육세포 안의 GLUT-4(골격근 제
4형 당수송체)가 혈액 안의 당분을 근육 안으로 점점 빨아들인다. 혈
액 안에 있는 여분의 당분을 태워서 배설해야 췌장 기능도 활성화되

고 인슐린의 분비량 또한 늘어난다.

통풍 환자에게 좋은 걷기의 기준

> ● 1분에 60m 정도의 속도로 주 3회 이상, 1회에 30분 이상 걷
> 는다.

통풍의 원인 물질인 요산은 체내의 에너지대사가 격해지면 대량
으로 생산된다. 따라서 통풍에 걸린 사람은 에너지대사를 너무 높
이지 않으면서 천천히 걷는 것이 좋다.

고혈압 환자에게 좋은 걷기의 기준

> ● 1분에 60m 정도의 속도로 하루 30분, 주 3회를 걷는다.

산책을 적절히 하면 혈압이 내려가는데 여기에는 두 가지 이유
가 있다. 우선 걸으면 하반신의 근육이 발달하여 모세혈관의 양이
증가하고 혈관 바닥이 넓어지므로(혈관의 용적이 불어난다는 의미) 혈압

이 내려간다. 또 도파민, 프로스타글란딘 E 같은 강압 물질의 분비도 촉진되어 더욱 혈압이 내려간다.

심장이 걱정되는 사람에게 좋은 걷기의 기준

● 1분간 40m 정도의 속도로 하루 30분, 주 3회로 신중하게 시작한다.

심장에 무리가 갈 수 있는 사람은 특별히 주의하여 매우 느린 걸음, 말하자면 거북이걸음으로 걷는 것이 적절하다.

어깨결림이나 요통이 있는 사람에게 좋은 걷기의 기준

● 1분에 60~70m 정도 혹은 약간 천천히 걷는 정도의 속도를 유지한다. 하루 30분 이상, 주 4회로 시작한다.

팔다리를 되도록 천천히 크게 움직이면서 걸어야 한다. 가끔 몸을 비틀거나 허벅지를 높이 올리면 효과적이다. 몸이 결리거나 통증이 있는 것은 혈행의 불량이 원인이므로 그런 부분의 혈류를 풀어주기 위해서이다.

이 외의 질환이나 증상이 있는 사람에게도 체온이 올라가서 기분 좋게 땀이 송골송골 맺힐 정도의 양과 강도로 걷기를 권한다.

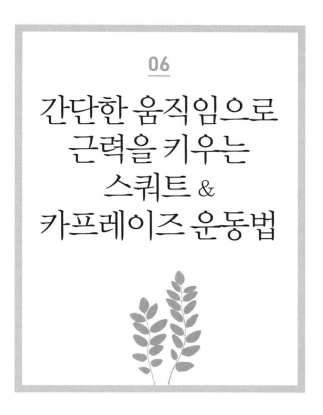

06

간단한 움직임으로
근력을 키우는
스쿼트 &
카프레이즈 운동법

걸을 시간이 없거나 걸을 만한 장소가 마땅치 않은 사람, 또는 비가 와서 밖에 나갈 수 없는 날에는 방 안에서 간단한 스쿼트 운동이나 카프레이즈 운동을 하면 부족한 운동량을 보충할 수 있다. 스쿼트(squat)는 '쪼그리고 앉는다'는 의미이며, 카프레이즈(calf raise)는 '카프', 즉 '장딴지를 든다'는 표현이다.

**스쿼트
운동법**

1. 어깨 폭보다 약간 넓게 양다리를 벌리고 서서 양손을 머리 뒤에 올려 깍지를 낀다.

2. 그 상태에서 등 근육을 편 채 숨을 들이마시면서 무릎을 구부리고, 숨을 뱉으면서 일어선다. 이때 되도록 가슴은 앞으로 쭉 내밀고 엉덩이는 뒤로 쑥 밀어낸 자세로 하는 것이 좋다.

3. 이 동작을 5~10회 천천히 하고(1세트), 잠시(몇 초~몇십 초) 쉰 뒤 반복한다. 전부 5세트 정도 하면 된다.

※ 점점 근력이 좋아져 이것만으로는 부족하다고 느끼면 1세트에 10~20회 하거나 세트 수를 늘리면 된다(10세트 정도). 이때 가벼운 덤벨을 양손에 들고 하는 것도 효과적이다.

**카프레이즈
운동법**

1. 양다리를 어깨너비보다 좁게 벌린 채 똑바로 서서 발뒤꿈치를 들어올렸다가 내리는 것을 5~10회 한다.

2. 5~10세트로 시작하여 점차 세트 수는 늘려가고, 속도는 천천히 하다가 서서히 자신의 페이스에 맞춰 올리면 된다.

※ 텔레비전을 보면서, 또는 지하철이나 버스를 기다리는 시간에도 간단하게 할 수 있다는 장점이 있다.

스쿼트와 카프레이즈 운동을 꾸준히 하면 다음과 같은 효능을 얻을 수 있다.

노화 증상이 개선된다

이 두 가지 운동(특히 스쿼트)은 근육의 70% 이상이 존재하는 하반신의 근력을 강하게 해주므로 매일 꾸준히 하면 몸 전체가 따뜻해지고 다리와 허리의 통증, 다리의 냉증과 부종·경직, 빈뇨, 임포텐츠 같은 노화 증상이 개선된다.

무릎 통증이 줄어든다

노화가 진행되면서 하반신의 근력이 쇠퇴하면 체중의 부하가 무릎에 많이 쏠려 통증이 쉽게 발생한다. 스쿼트는 이런 무릎 통증으로 고생하는 사람에게 특효의 운동법이다. 무릎의 통증을 느끼기 직전까지 스쿼트 운동을 반복하면 점점 근력이 늘어나서 통증이 가벼워진다. 또 이전보다 무릎을 많이 구부릴 수 있게 되어 점점 근력이 발달하고 통증도 개선된다.

혈압이 호전된다

스쿼트를 하여 하반신의 근력이 좋아지면, 하반신의 근력 저하 때문에 상반신으로 이동했던 혈액이 다시 하반신으로 돌아온다. 이렇게 되면 고혈압도 개선되어 뇌졸중(뇌출혈)이나 심근경색의 예방과 개선에 도움이 된다. 이 둘은 모두 상반신에 피가 너무 많이 몰려서 일어나는 병이기 때문이다.

체온이 상승하고 혈행까지 촉진된다

제2의 심장이라고 불리는 발바닥에 자극을 주니 체온이 상승하고 혈행이 촉진된다. 특히 카프레이즈 운동을 하면 장딴지의 근육을 비롯하여 다리 전체의 근육이 단련되므로 역시 체온 상승과 혈행 촉진에 도움이 된다. 스쿼트 운동과 교대로 하면 더 효과적이다.

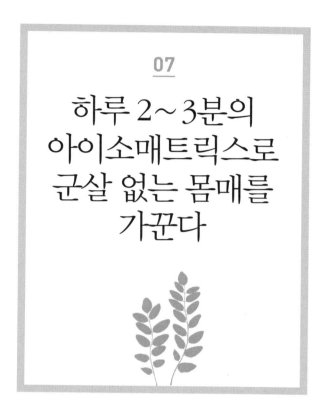

07

하루 2~3분의 아이소매트릭스로 군살 없는 몸매를 가꾼다

스쿼트나 카프레이즈 운동조차 할 만한 장소나 시간이 없을 때는 아이소메트릭스(isometrics) 운동을 추천한다. 아이소메트릭스는 몸을 움직이지 않고 신체 각 부위에 힘을 주거나 빼는 것으로, 트레이닝복이나 기구를 살 필요도 전혀 없고 시간은 하루 2~3분만 투자하면 되니 간단하면서도 매우 효과가 높은 운동법이다.

특히 장시간 계속 앉아 있어야 하는 비행기, 지하철, 자동차로 이동할 때 생길 수 있는 이코노미클래스증후군(좁고 불편한 자리에서 장시간 앉아 이동할 경우 혈액순환이 제대로 되지 않아 다리가 붓고 저려오며 하반신에 혈전이 생기는 신종 증후군. 심하면 심정맥혈전으로 사망에 이른다)을 막는다는 점에서도 매우 귀중한 운동법이다.

자신이 가지고 있는 힘의 60~70%로 약 7초간 다음과 같은 동작을 하면 근육에 충분한 자극이 가해져 혈행이 좋아진다. 그리고 칼로리가 소비되어 살이 빠지는데, 근육이 점점 발달하므로 피하지방이 감소하여 실제의 체중 감소 이상으로 몸이 다부지게 변해 젊게 보인다.

이 운동은 1~6까지의 동작을 하나의 동작으로 연결하는데, 한 동작당 7초가 소요되니 42초만 투자하면 된다. 하루 2회를 한다고 해도 1분 30초가 안 되고, 3회를 해도 2분이면 된다.

지금부터 1일 3회씩 2분만 이 운동에 할애하면 예상 외로 놀랄 만한 효과가 나타날 것이다. 특히 국소적으로 지방을 제거하고 싶을 때는 그 부분 근육의 아이소메트릭스 운동을 하면 효과적이다.

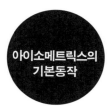

아이소메트릭스의 기본동작

1

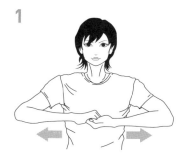

가슴 앞에서 손을 맞잡고 7초 동안 힘을 주어 양쪽으로 끌어당긴다.

● **효과** : 이 동작은 상반신 전체의 근력을 향상하여 군살을 제거하는 효과가 있다. 특히 팔, 가슴, 어깨, 배 근육을 단단하게 만든다.

2

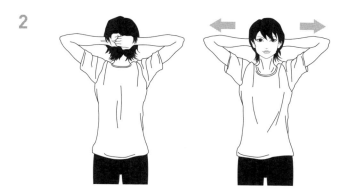

맞잡은 손을 머리 뒤로 돌린 후 힘을 주어 7초 동안 양쪽으로 끌어당긴다.

● **효과** : 머리, 등, 배 근육을 단련하여 군살을 제거한다.

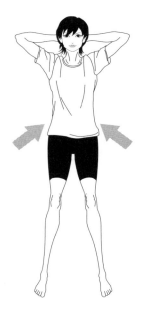

3

양손을 머리 뒤로 돌리고 반듯이 선
자세로 7초 동안 배에 힘을 준다.

● **효과** : 복근이 발달하여 배의 지방을
제거하고 허리선을 가늘게 해준다.

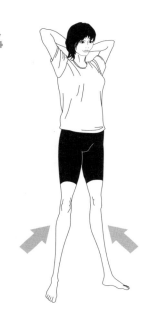

4

3과 같은 자세로 7초간 양다리에 힘
을 준다.

● **효과** : 다리와 배 근육을 단련한다.
하반신은 근육량이 많으므로 칼로
리도 많이 소비되어 체중 감량에
매우 효과적이다.

5

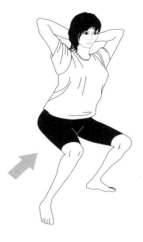

4의 자세에서 무릎을 구부리고 7초 동안 엉덩이에서 다리에 걸쳐 힘을 준다.

● **효과** : 허리 아래의 근육 전체를 강화하여 넓적다리나 엉덩이가 처지는 것을 막아준다.

6

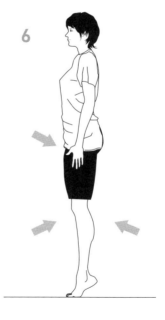

다시 똑바로 선 상태에서 발끝으로 서서 힘을 주고 그 자세를 7초 동안 유지한다.

● **효과** : 배, 다리, 특히 종아리의 근육을 단련하여 지방을 연소하고 아름다운 다리선을 만들어준다.

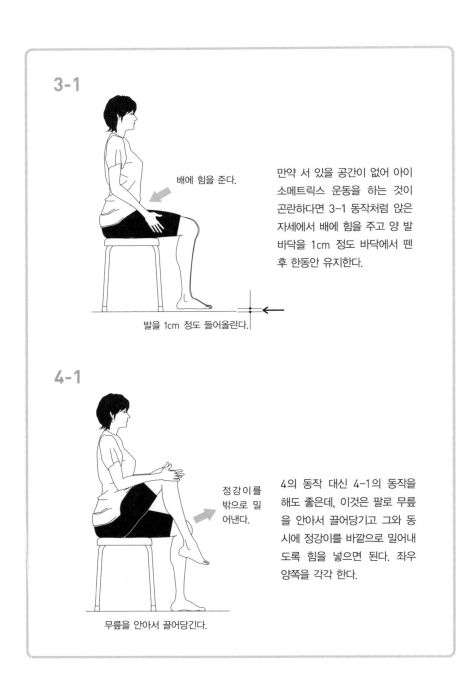

3-1

배에 힘을 준다.

만약 서 있을 공간이 없어 아이소메트릭스 운동을 하는 것이 곤란하다면 3-1 동작처럼 앉은 자세에서 배에 힘을 주고 양 발바닥을 1cm 정도 바닥에서 뗀 후 한동안 유지한다.

발을 1cm 정도 들어올린다.

4-1

정강이를 밖으로 밀어낸다.

4의 동작 대신 4-1의 동작을 해도 좋은데, 이것은 팔로 무릎을 안아서 끌어당기고 그와 동시에 정강이를 바깥으로 밀어내도록 힘을 넣으면 된다. 좌우 양쪽을 각각 한다.

무릎을 안아서 끌어당긴다.

제5장

마음의 긴장을
풀어야
암도 낫는다

몸이 건강한 것만큼 마음의 건강도 중요하다.
마음이 몸의 건강에 어떤 영향을 미치는지,
긍정적인 마음이 얼마나 중요한지를 알아본다.

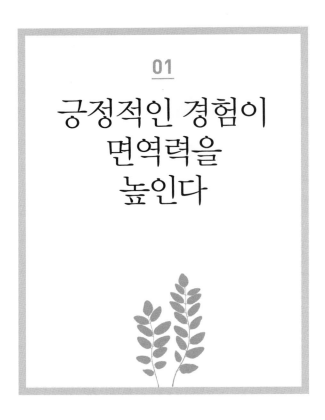

01

긍정적인 경험이 면역력을 높인다

1960년대에 미국인 저널리스트 노먼 커즌스는 교원병(혈관의 결합 조직에 팽화나 괴사 따위가 발견되는 모든 질환)으로 고생하고 있었다. 그런데 어느 날 코미디 영화를 보고 실컷 웃고 나니 이상하게도 관절 통증 같은 불쾌한 증상이 없어지는 것을 느꼈다. 심지어는 그러한 경험을 자주 한 결과 난치병인 교원병까지 낫는 신기한 체험을 했다.

이를 계기로 웃음과 면역력의 관계에 대한 연구가 시작되었다. 대표적인 실험은 암 환자가 몽블랑 산을 등정할 수 있게 도와줘 유명해진 의사 이타미 진로 원장이 실시한 것이다. 그는 20~62세의 남녀 19명을 모아놓고 그 자리에서 만담과 희극을 보여줘 맘껏 웃게 만들고는 3시간 뒤에 NK세포(Natural Killer. 암세포를 공격하는 세포)의 활성화 정도를 조사했다. 그 결과 14명의 NK세포가 관람 전에 비해 더욱 활성화되어 있는 것을 발견할 수 있었다. 이 외에도 많은 과학적 연구들을 통해 웃음, 감사, 배려, 신앙심, 염원 같은 긍정적인 감정이 면역력에 큰 영향을 미친다는 것이 증명되었다.

즉 웃음이나 감사 같은 긍정적 감정을 느끼면 대뇌의 전두엽에 흥분이 일어나고 그것이 면역 시스템의 중추인 간뇌로 전달된다. 그러면 간뇌에서는 면역활성호르몬(신경펩티드)이 분비되어 체내에 1억 개 이상 존재하는 NK세포의 활성을 증가하게 만들어 면역력을 높여준다. 또 웃음은 뇌의 쾌감 호르몬인 베타엔도르핀의 분비도 촉진하여 우울한 기분을 떨치고 행복하게 만들어준다.

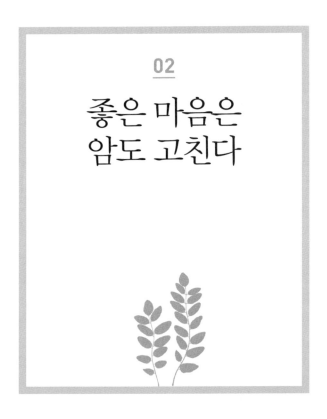

02
좋은 마음은
암도 고친다

스트레스 학설을 정립한 캐나다의 세리에 박사는 만년에 암에 걸리고 말았다. 암 진단을 받은 그는 서양의학적 치료를 거부했다. 그리고 이제껏 받은 스트레스들을 모두 떨쳐서 암을 고치겠다는 결심을 했다. 그는 다양한 방법을 시도했고, 결국 '감사하는 마음'이 스트레스를 없애는 데 가장 효과적이라는 답을 찾게 되었다. 그 뒤로 그는 매일매일 감사하는 마음을 가지고 생활하여 훌륭하게 암을 극복했다.

도쿄대학 의학부 출신의 의학자인 시오야 노부오 선생은 2002년 3월에 100세가 된 기념으로《100세가 되어서 전하고 싶은 말》이라는 저서를 냈다. 책 내용은 이렇게 요약된다.

'항상 밝고 긍정적으로 살며, 불평 없이 감사하는 마음을 가지고 바라는 대로 될 것이라고 생각하면 반드시 바라던 일이 실현된다.'

이것은 종교적 신념이 아니다. 위대한 과학자이며 의학자인 시오야 박사가 100년의 세월을 살면서 깨우친 교훈이다. 박사는 100세를 넘어서도 매주 골프를 칠 정도로 건강하였고, 의치 하나 없이 건강한 자신의 치아로 식사를 했다고 한다.

이처럼 동서양을 불문하고 대(大)의학자들이 "감사하는 마음이야말로 병을 고치고 원하는 꿈을 실현하는 데 가장 효과적이다"라고 말하고 있는 점은 주목할 만하다. 실제로 감사하는 마음을 품으면 뇌에서 베타엔도르핀이 분비되어 면역력이 왕성해질 뿐만 아니라 다른 일에도 좋은 영향을 끼친다.

놀라운 마음의 힘

앞서 말했듯이 인간의 생명 현상은 60조 개의 세포가 만드는 전기적 현상의 종합이다. 그렇기에 심전도, 뇌파, 근전도(근육의 활동 전위를 기록한 곡선)를 보고 병을 알아낼 수 있는 것이다.

생각 또한 뇌신경이 만들어내는 전기적 현상이기 때문에 '몇만 km나 떨어진 곳에 있는 사람에게 생각을 전달하거나 전달받는다'는 텔레파시는 전혀 근거 없는 이야기만은 아닌 것이다. 빛과 전기가 1초 동안 지구를 몇 바퀴나 돌 정도의 속도로 움직이는 걸 보면 말이다. 특히 긍정적인 텔레파시는 자신뿐만 아니라 상대방의 몸 상태를 호전시키는 효과가 있는 것으로 전해진다.

미국 미주리주 캔자스시티에 있는 성루카병원의 중앙아메리카 심장연구소에 근무하는 윌리엄 해리스 박사는 다음과 같은 실험을 했다.

우선 입원 중인 심장병 환자 99명을 두 그룹으로 나누고, 한쪽 그룹을 대상으로 이웃에 사는 자원봉사자들에게 " '○○씨의 심장병이 빨리 낫게 해주세요' 라는 기도를 매일 일정한 시간에 4주 동안 해달라"고 부탁했다. 이 실험은 환자, 의사, 그 외의 병원 관계자 누구에게도 알리지 않았으며 오직 자원봉사자들에게만 기도 대상자의 이름을 알려주었다고 한다. 그리고 4주 후에 환자들의 병 상태를 조사해보니, 기도를 받은 그룹의 환자들이 기도를 받지 못한 그룹의 환자들에 비해 심장정지 같은 중증 증상을 일으킨 횟수가 10%나 적었다고 한다.

이처럼 '기도' 또는 '생각'은 전기 현상이 되어서 상대의 육체에 전해진다. 마태복음에는 '예수는 나라의 복음을 전하고 사람들 안에 있는 온갖 병과 걱정을 치유했다'고 적혀 있고, 독일의 철학자 니체는 '부처는 생리학자이고 불교는 위생학이다'라고 주장한 바 있다. 즉 위대한 교주는 영적 힘으로 사람을 치유할 수 있다는 것이다.

영국의 킹스칼리지병원에서는 이러한 '기'의 위력이 암 환자의 예후에도 영향을 미친다는 사실을 실험을 통해 알아냈다. 수술을 한 69명의 유방암 환자들을 수술 후 3개월이 지났을 무렵부터 5년간 관찰했더니 '반드시 암을 고친다'고 마음먹은 환자들의 생존율은 90%였으며, '이것으로 나는 이미 끝났어'라고 절망한 환자들의 생존율은 20%에 불과했다고 한다.

위의 실험들을 통해 알 수 있듯이 건강을 지키는 데는 마음가짐이 매우 중요하다.

"작은 스트레스는 잊어버려라, 큰 스트레스로부터는 도망가라"는 말이 있다. 이 세상에 태어날 때부터 자기 힘이 아닌 신(또는 위대한 무엇)의 힘으로 태어났으니 풀리지 않는 문제로 고민을 해본들 별 소용이 없다.

오늘부터 이 주문을 수시로 되뇌이자.

'케 세라 세라(what will be will be, 될 대로 되라)!'

나쁜 일은 좋은 일의 시작이라는 마음가짐으로 밝고 긍정적인 생각을 하며 불평하지 말고 감사하는 마음으로 살아가는 것이야말로 건강한 삶의 지름길이다.

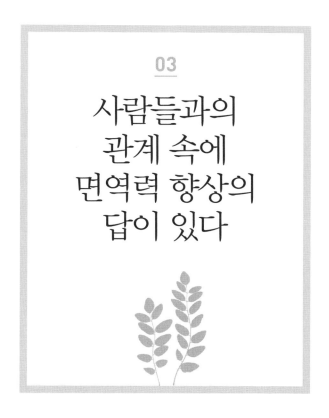

03

사람들과의
관계 속에
면역력 향상의
답이 있다

영국 워릭대학교의 앤드루 오즈월드 박사가 독신과 건강에 대해 연구한 흥미로운 결과가 있다. 그는 1991년부터 2000년까지 10년 동안 약 1만 명의 기혼 및 독신 남녀를 조사했는데, 이 조사 기간에 기혼 남성의 사망률은 독신 남성보다 6.1% 낮았고, 기혼 여성의 사망률도 독신 여성에 비해 2.9% 낮았다고 한다. 독신자는 혼자라서 마음 편하게 살 것이라고 보통은 생각하지만, 오히려 독신이어서 받는 스트레스가 수명을 짧게 만든 것은 아닌지 분석하고 있다. 코카서스 장수자들의 건강법 중 하나가 사람들과의 인연과 배우자를 무엇보다 소중하게 여기는 것인데, 그것으로 보아 '혼자'인 삶의 방식은 생각보다 더 많이 건강에 부정적인 영향을 끼치는 것 같다.

성생활 역시 건강을 지키고 장수하는 데 매우 중요한 것 같다. 주 1~2회 정도 섹스를 하면 면역글로불린인 IgA가 많이 생산되어 감기를 비롯해 다양한 감염증에 대한 저항력이 증가한다고 하니 말이다.

영국 브리스틀대학의 S. 에이브러햄 교수는 2000년에 멜버른에서 열린 제4회 세계뇌졸중회의에서 "적당한 성생활은 순환기계의 병을 예방한다"고 발표했다. 그는 영국 웨일스 케어필리에 사는 건강한 남자 2400명을 10년 동안 추적 조사했는데, 주 3회 이상 성생활을 하는 사람은 그 이하인 사람보다 심장발작이나 뇌졸중의 발병 위험성이 낮다는 사실을 알아냈다.

또 스코틀랜드의 로열에딘버른병원에 있는 데이비드 위크 박사는 20세부터 104세까지의 부부 1750쌍을 10년간 관찰했는데, 주 3회 성생활하는 부부는 몸과 마음이 조화롭게 건강하고 실제 나이보다 10년은 젊어 보인다고 발표했다. 그 이유로 여성은 오르가슴으로 신진대사가 활발해지고, 남자 역시 테스토스테론(남성호르몬) 분비가 촉진되어 근육이 강화된다는 점을 제시하고 있다.

최근 영국의 콘돔 제조회사인 듀렉스가 세계 각국의 여론조사 기관에 위탁하여 국가별 성생활의 1년 평균 횟수를 조사했는데 결과는 다음과 같았다.

국가별 성생활의 1년 평균 횟수

● **미국인** : 124회

● **그리스인** : 117회

● **남미인** : 115회

● **중국인** : 72회

● **일본인** : 36회

세계의 평균 횟수가 97회인데 일본인은 평균을 크게 밑돌고 있으니 참으로 걱정스러운 결과가 아닐 수 없다.

자연계의 동물은 자손을 남기기 위한 생식활동이 끝나면 생명을 마치는 경우가 적지 않다. 연어는 몇백 km, 몇천 km나 되는 바다를 여행한 후 태어난 고향 강가로 돌아와서 산란하고 곧 죽는다. 또 사마귀나 귀뚜라미의 수컷도 교미하고 나면 암컷에게 잡아먹혀 생명이 끝난다. 이렇듯 생명이란 자기 자신의 유전 정보를 자손에게 전달하기 위한 시스템에 의해 생존하며, 면역은 외부의 적으로부터 생명을 지키는 시스템이라고 생각해볼 때 면역이란 곧 자손을 남기기 위한 시스템이라고도 말할 수 있다.

그렇게 생각하면 20~30세, 즉 생식 능력이 가장 왕성한 시기에 면역력이 가장 강하고 그 후에는 나이를 먹으면서 점점 면역력이 저하되어 여러 가지 병에 걸리기 쉬워진다는 것이 당연한 이치일 것이다. 따라서 사랑하는 사람이 내 곁에 있고, 나이를 먹어도 그 상대와 성생활을 유지할 체력과 애정을 지속하는 것은 면역력을 높여 건강과 장수의 꿈을 실현하는 매우 중요한 키워드이다.

제6장

85 : 15 처방으로
몸의 이상신호에
능동적으로 대처하라

이 장에서는 지금까지 말해온 건강 이론을 기반으로 스스로 진단하여
여러 증상을 고칠 수 있는 식사 및 물리요법들을 살펴본다.
증상별로 여러 가지 방법을 제시했으니
자신에게 맞는 것을 골라 매일같이 실천하기 바란다.

01 _ 고열

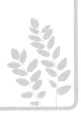

　　몸에 열이 나면 더욱 더 발열을 촉진하는 방법을 사용하여 병을 다스리는 것이 좋다. 몸을 따뜻하게 만드는 음식을 먹거나, 이불을 머리끝까지 푹 덮어 쓰고 일부러 열을 내는 것도 좋다. 다만 열이 날 때는 수분 부족(탈수) 증상이 쉽게 일어나므로 차, 생주스, 사과 간 것 등으로 수분을 보충할 필요가 있다.

　　만약 이런 요법을 실행했는데도 38.5℃ 이상의 고열이 하루 이상 지속되면 의사에게 진단받는 것이 좋다.

●● 생강차

생강의 매운 성분(징게론 · 징게롤)은 체온을 높여 땀을 내고 열을 내리게 한다.

>> **만들기** : 생강 0.5개를 갈아서 나온 즙에 뜨거운 물을 붓고 벌꿀이나 흑설탕을 넣어 하루에 3~4회씩 마신다.

●● 생강홍차

홍차의 붉은색 성분인 테아플라빈은 살균 또는 인플루엔자 바이러스를 죽이는 작용을 한다. 생강홍차를 마시면 생강의 매운맛 성분과 홍차에 들어 있는 카페인의 이뇨 작용 덕분에 배뇨량이 많아져서 부기를 빼거나 물살을 없애는 데도 효과적이다.

》 **만들기** : 뜨거운 홍차에 갈아놓은 생강과 흑설탕을 적당량 넣어 마신다(자신이 달다고 느끼는 정도).

●● 매실 장아찌를 넣은 엽차

》 **만들기** : 씨를 빼낸 매실 장아찌 1개를 잘게 부순 뒤에 간장을 작은 숟갈 또는 큰 숟갈로 하나 넣어 잘 젓는다. 여기에 생강즙을 3~5방울 떨어뜨리고 뜨거운 엽차를 부어 잘 섞은 후 하루에 2~3회 마신다.

●● 달걀술

》 **만들기** : 데운 정종 50㎖에 달걀 1개를 넣고 벌꿀을 적당량 섞은 후 잠들기 전에 마신다.

●● 레몬위스키

》 **만들기** : 위스키에 따뜻한 물을 넣고 희석하여 컵 1잔 분량을 만든다. 여기에 레몬 0.5개 분량의 즙을 넣어서 잠들기 전에 마신다.

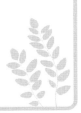

02 _ 고혈압

고혈압은 체중이 늘어나면 위험하니 항상 표준 체중을 유지하도록 노력해야 한다. 그러려면 음식물을 잘 씹고 늘 소식해야 하며, 수분은 필요한 만큼만 섭취해야 한다.

만일 수분을 필요 이상으로 섭취하면 혈액 안의 수분이 많아지게 되는데, 이로 인해 전체 혈액량이 늘어나면 대량의 혈액을 내보내기 위해 심장에서는 더 강한 압력을 필요로 하게 된다. 이는 곧 혈압 상승으로 이어진다.

식사 요법

●● 어패류 위주의 식사

고기, 달걀, 우유, 버터, 마요네즈와 같이 동맥경화를 촉진하는 고지방 식품은 피하고 어패류를 중심으로 섭취한다. 생선에 포함된 EPA나 새우, 게, 오징어, 문어, 굴 등에 포함된 타우린은 동맥경화를 막아주고 혈전을 녹여 혈액을 깨끗하게 만든다.

●● 적당한 술

술은 동맥경화를 막아주는 좋은 콜레스테롤(HDL)의 증가를 돕고 혈전을 녹이는 우로키나아제의 생산량을 늘려주므로 적당히 마시는 편이 몸에 좋다(특히 소주는 우로키나아제의 생산 능력이 강하다).

하루에 정종은 2홉(1홉은 약 0.18ℓ), 맥주는 병맥주로 2병, 위스키는 더블로 3잔, 소주는 얼음을 넣어서 3~4잔 정도가 적당하다.

●● 식물성 섬유

해조류, 두부, 우무, 씨눈, 채소처럼 식물성 섬유소가 많은 식품을 충분히 섭취한다. 식물성 섬유는 콜레스테롤, 지방, 당분 등이 장에서 혈액으로 흡수되는 것을 방해하므로 고지혈증으로 인한 동맥경화, 고혈압, 혈전을 막아준다.

●● 아침 식사 대신 생주스

사과에 많이 포함된 칼륨과, 오이에 들어 있는 이소쿠엘시트린은 강력한 이뇨 작용을 하여 고혈압의 요인이라고 여겨지는 염분, 즉 나트륨이나 수분의 배설을 돕는다.

≫ **만들기** : 당근 2개(약 400g), 사과 1개(약 300g), 오이 1개(약 100g)를 주서로 갈면 컵으로 3잔 분량(560㎖)이 나오는데, 아침 대신 마신다.

●● 식초에 절인 콩

식초에 절인 콩은 혈압을 내리는 민간요법으로, 만들고 2~3일 후부터 먹을 수 있으며 하루에 20~30개 정도씩 섭취하면 좋다.

≫ **만들기** : 콩을 삶아 물기를 뺀 뒤에 입구가 넓은 병에 넣고 자작하게 식초를 붓는다.

●● 하반신을 단련하는 운동

근육이 발달할수록 모세혈관은 증가한다. 그래서 젊은 사람이나 평소 허리와 다리 운동을 해온 사람의 하반신 근육 안에는 혈액이 가득 차 있다. 그 결과 '머리는 차고 발은 따뜻한' 아주 바람직한 건강 상태가 된다.

그런데 나이가 들면 하반신의 근육량이 적어져 엉덩이의 탄력이 떨어지고 넓적다리가 가늘어진다. 그러면 혈액이 상반신으로 이동하기 때문에 팔로 측정하는 혈압이 상승하고, 궁극적으로는 뇌출혈이나 뇌경색에까지 이를 수 있다. 이것을 뇌내출혈이라고도 부르는데, 이는 문자 그대로 뇌 안으로 피가 흘러 들어가서 생기는 병이다.

이를 방지하려면 하반신의 근육을 단련해야 한다. 효과가 좋은 운동으로는 테니스, 수영, 골프 등이 있지만, 언제 어디서나 할 수 있는 걷기와 스쿼트(198쪽 참조)를 추천한다.

03 _ 고지혈증

흔히 고지혈증은 비만인 사람에게만 생기는 질병이라고 생각하지만 꼭 그런 것만은 아니다. 살이 찌지 않았더라도 체온이 낮거나 몸 안에 수분이 지나치게 많으면 누구나 고지혈증의 위험에 노출되어 있다. 사례를 보자.

평소에 고기, 달걀, 우유, 버터, 마요네즈 등의 기름진 음식을 싫어하고 게다가 마른 체형인 23세의 젊은 여성이 회사의 건강검진에서 중성지방과 콜레스테롤 수치가 높은 고지혈증이라는 진단을 받았다. 게다가 혈당도 높아 의사는 고기, 달걀, 마요네즈, 단 음식은 삼가라는 식사 처방을 내렸다. 그런데 그 여성은 의사의 말이 이해가 가지 않는다는 얼굴로 나를 찾아왔다.

상담을 해보니 그녀는 매일 같이 커피나 녹차 형태로 수분을 많이 마시고 있었고, 체온을 재보니 35.6℃로 적정 체온에 비해 낮았다. 그래서 나는 다음과 같이 지도했다.

"석유 난로에 석유를 넣어서 한참 불을 때는 도중에 물을 끼얹 거나 난로 자체를 커다란 냉동고에 넣어버리면 불은 꺼지고 타다 만 석유가 남게 됩니다. 마찬가지로 인간의 몸 안에서 열원(熱源)이 되는 것은 콜레스테롤, 중성지방, 당분인데 당신은 몸이 차가운 데 다 수분을 지나치게 섭취하고 있으니 그것들이 타지 않고 남아 있 는 것입니다. 평소에 자주 몸을 움직이고 여유있게 탕욕을 해서 몸 을 충분히 덥히세요. 그리고 소금, 된장, 간장, 명란젓, 절임 음식처 럼 몸을 덥히는 음식을 충분히 드세요."

이 말을 듣고 그녀는 당장 홍차나 생강홍차(221쪽 참조)로 수분을 섭취하고, 목욕할 때도 샤워만으로 끝내지 않고 욕조에 몸을 담그 기 시작했다. 그리고 출퇴근을 할 때 집과 역 사이를 자전거로 다니 던 것을 그만두고 걷기 시작하였으며, 원래부터 좋아했던 맵고 짠 음식을 마음껏 먹었다. 그랬더니 3개월 후에는 콜레스테롤, 중성지 방, 당의 수치가 모두 정상으로 돌아왔다. 몸이 따뜻해지면서 각종 잉여물이 모두 연소한 것이다.

혹 당신도 사례 속의 여성과 같은 증상이라면, 또한 고지혈증 진 단을 받았다면 다음 방법 중 1~2개라도 좋으니 자신이 할 수 있는 것을 시도해보길 바란다.

식사 요법

●● 양파+미역+ 무

양파는 혈행을 도와 체온을 올려주는 유화아릴 외에도 혈당을 내리는 작용을 하는 글루코키닌을 함유하고 있으므로 양파, 미역, 무를 얇게 저민 뒤에 간장 드레싱을 뿌려서 매일 먹는다.

●● 생강홍차

생강홍차를 하루에 2~3잔 이상 마셔서 몸을 따뜻하게 한다. 만드는 방법은 221쪽을 참조한다.

●● 생주스

>> **만들기** : 당근 2개(약 400g), 사과 1개(약 300g), 양파 0.5개(약 50g)을 주서로 갈면 3잔 정도가 나오는데(515㎖) 그것을 아침 대신 마신다.

●● 식물성 섬유

해조류, 콩, 감자, 현미 등 식물성 섬유소가 많은 음식을 먹어서 장에서 혈액으로 지방, 콜레스테롤, 당분이 흡수되는 것을 막는다.

물리 요법

●● 걷기, 스쿼트

걷기(191쪽 참조)나 스쿼트(198쪽 참조)로 체온을 올리고 지방이나 당의 연소를 촉진한다.

04 _ 몸의 결림과 각종 통증

　결림은 통증의 가벼운 상태로, 냉증이나 수분 과잉으로 인한 혈전불순 때문에 일어나는 경우가 많다. 따라서 몸에 통증이 있는 사람은 물, 차, 커피, 청량음료 같은 수분이나 몸을 차게 만드는 음성 식품(168쪽 참조)은 피하고 양성 식품(168쪽 참조)을 충분히 섭취해야 한다. 탕욕, 온천, 사우나를 이용해도 좋다.

　또 손가락, 손목, 어깨, 뒷목, 머리 같은 상반신의 통증에는 수욕(手浴, 230쪽 참조)을 하고, 다리와 무릎, 허리 같은 하반신 통증에는 족욕(足浴, 231쪽 참조)을 하면 놀랄 정도로 통증이 개선된다.

　최근에 진찰한 한 류머티즘 환자는 20년 동안 손가락 관절과 팔꿈치가 굽은 채로 있었는데, 매일 아침과 저녁에 20분간 탕욕을 하라는 나의 처방을 따랐더니 손가락과 팔꿈치 관절이 펴지고 움직임도 부드러워졌다며 매우 기뻐하였다.

　통증을 개선하는 특효 방법으로는 생강습포(231쪽 참조)가 있다.

이 방법은 말기 암의 극심한 통증(모르핀 투여조차 소용없을 정도로 심각하다)도 줄여주니 한번 시행해보면 좋을 것이다.

식사 요법

●● 파를 넣은 생강차(또는 그냥 생강차)

≫ **만들기** : 파 약 10g을 잘게 잘라서 찻잔에 담은 뒤 약 5㎖(약 10방울)의 생강즙을 넣는다. 여기에 뜨거운 물을 찻잔의 절반 정도로 부어서 하루에 2~3회 마신다.

●● 양파 + 달걀 노른자 + 간장 · 고춧가루 + 밥

이 음식은 혈행을 촉진하고 땀이 나게 해 결림이나 통증에 효과적이다.

≫ **만들기** : 양파 0.5개를 잘게 썰어서 달걀 노른자 1~2개와 섞은 뒤에 간장과 고춧가루를 넣고 뜨거운 밥에 부어 먹는다.

●● 파 + 된장 + 물

≫ **만들기** : 파를 잘게 썰어서 된장과 같은 비율로 섞은 후 찻잔에 넣는다. 잠들기 전에 뜨거운 물을 부어서 마신다.

●● 생주스

양파는 보온, 발한, 혈행 촉진 작용이 있어 통증에 잘 든다. 마시기가 거북하면 양파를 줄이고 사과를 조금 넣어 아침식사 대신 마신다.

≫ **만들기** : 당근 2.5개(약 500g), 양파 1개(약 100g)를 주서로 갈아(370㎖, 컵으로 2잔 분량) 마시거나, 아침식사 대신 마신다.

●● 고추술

고추술을 만들어 통증이 있는 부분에 바르면 즉시 효과가 있다.

≫ **만들기** : 고추를 3개 정도 자른 뒤 알코올 도수 45도인 희석식 소주 1.8ℓ에 넣고 밀봉한다. 시원하고 햇빛이 들지 않는 곳에서 한 달가량 보존한 후 천으로 걸러내 사용한다.

●● 생강, 마늘, 소금으로 목욕하기

생강, 마늘, 소금 등을 이용하여 목욕하면 몸속 깊은 곳부터 따뜻해져 통증에 효과가 있다. 생강목욕법과 마늘목욕법은 방법이 비슷한데, 생강 혹은 마늘(큰 것. 약 75g) 1개를 갈아서 천 주머니에 넣고 욕조에 띄운 채 목욕하는 것이다. 소금목욕법은 소금 한 움큼을 욕조에 넣고 목욕하는 것이다.

●● 생강습포

생강습포(231쪽 참조)를 통증이 있는 곳에 바른다.

●● 매실 장아찌

매실 장아찌의 과육을 으깨어 가제에 발라서 통증이 있는 부분에 붙인다.

수(手)욕법

수욕을 하면 주로 팔꿈치나 어깨에 뭉친 혈이나 기의 흐름이 좋아지고 어깨결림과 팔꿈치 통증이 개선된다.

≫ **방법** : 세면기에 43℃ 정도의 따뜻한 물을 부어 손목에서 손끝까지 15~30분 정도 담그면 된다. 이때 물이 좀 식었다 싶으면 뜨거운 물을 더 부어 온

도를 맞춘다. 소금 한 움큼 또는 생강 1개 정도를 갈아서 물에 넣고 하면 효과가 배가한다. 수욕을 2~3회 반복하거나, 수욕을 하고 나서 찬물에 손을 1~2분 담그면 몸 전체가 따뜻해져 몸과 마음이 모두 상쾌해진다.

족(足)욕법

족욕을 하면 제2의 심장인 발바닥이 따뜻해지니 하반신의 혈류가 좋아지고 몸이 데워지며 땀이 난다. 족욕은 요통이나 무릎 통증에 특효가 있을 뿐만 아니라 신장의 혈류가 좋아지고 배뇨가 촉진되어 붓기나 물살을 없애는 데도 효과적이다. 그리고 하반신으로 혈액을 되돌려주니 머리는 차고 발은 따뜻한 상태가 된다. 그래서 머리는 뜨겁고 발이 차가워 생긴 고혈압, 초조, 불안, 불면, 어깨결림, 뇌졸중, 심근경색을 예방하거나 개선하는 데 도움이 된다.

≫ **방법** : 수욕과 마찬가지로 43℃ 정도의 물을 세면기나 양동이에 부어 15~30분간 양 발목까지 담근다. 이때 물이 좀 식었다 싶으면 뜨거운 물을 더 부어 온도를 맞춘다. 소금 한 움큼 또는 생강을 1개 갈아서 물 안에 넣으면 효과가 배가한다.

생강 습포법

생강습포는 생강을 이용한 간단한 수제 온습포다. 온습포의 온열 효과는 생강에 포함된 징게론, 징게롤, 생강유의 혈행 촉진 효과와 진통 효과를 더욱 높여준다. 따라서 어깨결림, 관절통, 근육통, 부인병, 방광염, 위장병(변비나 설사), 기관지염이나 천식에 의한 가래, 아토피성 피부염 같은 피부병 등 모든 병의 증상과 고통을 줄여주는 데 매우 효과적이다.

생강습포를 통증이 있는 곳에 국한하여 사용할 필요는 없다. 평소에도 배나 발바닥에 생강습포를 사용하면 지금까지 경험하지 못한 다량의 발한을 하게 되어 심신이 모두 상쾌해진다.

단, 피부에 스며들어 불쾌감을 느낀 사람은 중단해야 한다. 그리고 습포를 대기 전후 1시간 이내에 입욕하면 따끔거릴 수 있으므로 주의가 필요하다.

>> **만들기**

재료 : 묵은 생강 약 15g, 물 2ℓ , 목면 주머니, 두꺼운 수건 2장

① 생강을 갈아놓는다. 생강은 새것이 아니라 1년 이상 된 묵은 것이 좋다.
② 간 생강을 목면 주머니에 넣고 윗부분을 끈으로 묶는다. 목면으로 만든 손수건으로 싸서 고무줄로 묶어도 된다.
③ 물 2ℓ 를 넣은 냄비에 ②를 넣고 불을 켠 후 끓기 바로 직전에 끈다.
④ ③이 식지 않게 약한 불로 조절하여 온기를 유지한다.
⑤ ④를 70℃ 정도로 만들어 수건을 담근 후 적당히 짜서 물기를 빼고 통증이 있는 곳에 댄다(물이 뜨거우므로 주의).
⑥ 그대로 두면 금방 식어버리므로 이 수건 위에 비닐을 덮어놓고 그 위에 마른 수건을 놓는다.
⑦ 10분 정도 지나면 다시 수건을 ④에 담근 후 짜서 통증이 있는 곳에 댄다.
⑧ 이것을 2~3회 반복한다.
⑨ 통증이나 증상이 심할 때는 1일 2~3회, 약할 때는 1일 1회도 좋다.
⑩ 생강을 넣은 뜨거운 물은 다시 데워 2~3회 사용할 수 있다.

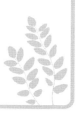

05 _ 현기증과 이명

　내이(內耳) 안에 존재하며 평형감각과 밀접한 관계가 있는 림프 액(이라는 수분)이 과잉되면 평형감각이 혼란스러워져 우주에 붕 떠 있는 것 같은 느낌이 들거나 현기증이 일어난다. 또 귀 안에 수분이 많으면 수영할 때 귀에 물이 들어간 것처럼 이명이 생기거나 귀가 먹먹한 느낌이 들기도 한다.

　이 증상이 심해지면 두통(수독)이나 구토까지 생기는데, 이는 위 액을 버리고 몸속 전체의 수분을 줄여서 결과적으로 내이의 림프액 을 줄이려는 몸의 자연스러운 반응이다.

　이런 증상을 '메니에르증후군'이라고 하며 원인은 피로, 수면 부족, 스트레스 등이 심신에 부담을 주어 대소변의 배설이 저하되 는 데에 있다. 인간은 몸 상태가 안 좋으면 배설에 지장이 생긴다. 따라서 수분이 몸 안에 고여 수독이 생기고 그 결과 현기증이나 이 명이 발생하는 것이다.

이런 증상이 자주 있다면 다음 방법 중 1~2개라도 좋으니 자신이 할 수 있는 것을 시도해본다.

●● 수분 자제

우유, 맥주, 청량음료, 주스, 커피 같은 수분을 많이 섭취하지 않는다.

●● 남방산 음식물 자제

바나나, 파인애플, 메론, 토마토, 카레, 커피처럼 수분을 많이 함유하여 몸을 차갑게 하는 남방산 음식물을 삼간다.

●● 생강홍차 또는 시나몬이 들어간 홍차

생강홍차(221쪽 참조)로 이뇨를 촉진한다. 또는 시나몬이 들어간 홍차를 마시면 좋은데, 시나몬은 어깨뼈에서 머리(내이를 포함)로의 혈행을 좋게 만든다.

●● 삶은 팥

삶은 팥은 이뇨 효과가 뛰어나니 매일 먹는 것이 좋다. 즙만 마시거나 즙과 팥을 함께 먹어도 이뇨 효과가 탁월하다.

≫ **만들기** : 잘 씻은 팥 50g을 냄비에 넣고 물 600㎖을 부어 팥이 부드러워질 때까지 약 30분 정도 삶은 후 식혀 먹는다. 이는 1회 분량이니 한 번에 모두 먹는다.

물리 요법

●● 걷기, 스쿼트

걷기(191쪽 참조), 스쿼트(198쪽 참조) 등으로 근육을 단련해 체온을 올리고 땀을 많이 낸다.

●● 목욕

생강목욕(230쪽 참조)이나 소금목욕(230쪽 참조)으로 몸을 덥히고 충분히 땀을 낸다.

06 _ 빈맥과 부정맥

　동양의학의 관점에서 볼 때 두근거림, 가쁜 숨, 빈맥, 부정맥(빈맥이나 부정맥이 발생하면 환자는 죽음의 공포를 경험하기도 한다)은 몸의 수독을 개선하려고 체온을 높여서 대사를 촉진하는 작용이다. 즉, 맥을 빨리 뛰게 하여 체온을 올리고(1분에 10회 빨라지면 체온은 1℃ 상승), 그 결과로 수독과 냉기를 잡고자 하는 것이다. 그러나 서양의학에서는 이들을 심장이나 순환기계의 병으로 판단한다. 그래서 병원에 가면 보통 심장을 정밀검사하는데 아무런 이상이 발견되지 않는 때가 많이 있다.

　다음에 소개하는 ○○씨의 증상을 읽어보면 빈맥·부정맥을 비롯한 수독의 정체에 대하여 쉽게 이해가 될 것이다.

　○○씨는 56세의 여성으로, 3남매 중 오빠가 60세에 심근경색으로 사망하고 언니도 뇌경색을 일으켜 반신불수가 되자 자신도 건강이 걱정되었다. 그래서 그녀는 자주 다니던 병원 의사의 추천대로

혈전증을 예방하기 위해 매일 1.5~2ℓ의 미네랄워터를 마셨다. 그러나 마시는 양에 비해서 소변의 양이 많지 않았고, 하반신이 점점 차가워지면서 붓는 증상도 나타났다. 그리고 원래 어깨결림이나 두통이 자주 있었는데, 심할 때는 눈 안쪽까지 아프면서 뭔가 번쩍거리는 느낌이 들었으며, 종종 구토 증상까지 생겨 고민이 깊어졌다.

이런 증상에 대해 병원에서 녹내장이라는 진단을 받고 치료를 시작한 지 몇 주가 지난 어느 날 저녁, 집에서 텔레비전을 보면서 차를 마시고 있었는데 갑자기 천장과 주위가 빙글빙글 도는 것처럼 느껴졌고 일어서려고 해도 공중에 붕 떠 있는 느낌이 들었으며 걸을 수조차 없었다. 그리고 구토를 두 번 심하게 했다.

때마침 집에 돌아온 딸이 구급차를 불러서 다행히 병원으로 옮겨 혈압, 오줌, 혈액, 심전도, 뇌CT 검사를 받았다. 하지만 모두 정상이었다. 그러자 의사는 "메니에르증후군이군요. 피로하거나 스트레스 받는 일이 있었던 것 같습니다"라고 진단하더니 3일간 입원해 상태를 지켜보자고 하였다. 그리고 상태가 호전되어서 퇴원한 그녀는 평소처럼 잘 지낼 수 있었다.

그런데 약 1년 정도 지난 어느 날, 저녁에 장을 보고 와서 차를 한잔 마시고 있는데 갑자기 가슴이 마구 두근거리기 시작했다. 가슴이 쪼개지는 것 같았고 맥이 날뛴다고 느껴질 정도로 빨리 뛰어서 구급차를 불러 이전에 입원했던 병원으로 갔다. 심전도 검사 결과 심방세동(심방의 여러 부위가 무질서하게 빨리 뛰는 짓)에 따른 부정맥이라는 진단을 받고서 다시 일주일간 입원해 링거를 맞고 약을 복용하니 증상이 개선되었다. 심방세동이 생기면 심장 내벽에 혈전이 쉽게 생기고, 그 증상이 뇌로 번지면 뇌경색이 일어날 수 있다고 하여 항혈액응고제를 처방받았으며, 물도 충분히 많이 먹으라는 지시를 받았다.

이런 의사의 지시를 충실하게 따랐음에도 1개월 후에는 피를 토하여 다시 입원했다. 의사는 약(항혈액응고제)이 너무 잘 들어서 생긴 부작용이라고 했고, 체중을 재보니 7kg 정도나 늘어나 있었다. 이번에는 2주 동안 입원한 후 잠시 상태가 좋아져 퇴원했으나 뭔가 석연치 않았던 그녀는 결국 나를 찾아오게 되었다.

그녀의 이야기를 모두 듣고 나는 이렇게 진단을 했다.

"당신에게 일어난 일련의 증상은 수독, 즉 충분히 배설되지 않아 몸 안에 고인 수분 때문에 생겨난 결과입니다."

이 말에 그녀는 마치 허깨비에 놀란 것 같은 얼굴을 했다. 실제로 ○○씨는 얼굴색이 하얗고 물살 체질이며, 촉진을 해보니 배를 비롯해 몸이 전체적으로 차가웠다(체온이 35.8℃). 그리고 명치를 손으로 두드리니 찰박찰박하는 물소리(진수음)가 들렸고, 하반신 비만에 붓기까지 있었다. 여기까지 확인하고 나는 다음과 같이 설명했다.

"인간 체중의 60~65%는 수분이므로 체중이 늘었다는 것은 어떤 의미에서는 수분이 늘어났다는 것입니다. 당신은 수분을 의식적으로 많이 마신 것에 비하여 오줌의 배출이 나빠서 수분이 점점 몸 안에 쌓이게 되었습니다. 물을 부은 비닐종이를 벽에 걸어놓으면 밑이 불룩해지는 것을 본 적이 있지요? 그것과 마찬가지로 당신은 하지가 부어 있고, 실례되는 말이지만 다리가 많이 부어 있습니다.

당신은 혈전을 예방한다는 이유로 몸이 진정 원하는 것과는 상관없이 필요 이상의 수분을 매일 마셨기 때문에 평형감각을 조절하는 내이의 림프액이나 눈 안의 안방수(각막 뒤와 홍채 사이의 공간이나 홍채 뒤와 수정체 사이에 들어 있는 액체)가 지나치게 많아져 평형장애(현기증·이명·구토=메니에르증후군)와 녹내장이 발생한 것입니다. 동양의학에서는 메니에르증후군이 내이의 림프액이 너무 많아져서 생기는 것이라고 봅니다. 그래서 구토를 통하여 수분을 버리는 반응도 나오는 것입니다. 그리고 안방수가 많아지면 안압이 올라가 녹내장이 되는데, 이때 구토하는 것도 물을 버리는 반응입니다. 또 수분이 많은 곳에는 통증도 쉽게 생기니 눈 안쪽도 아팠던 것입니다.

이런 수독 증상은 설사, 다뇨증, 발한을 통해 수분을 배설할 수 있는 사람에게는 별 문제가 되지 않습니다. 그러나 당신은 수분을 배설하지 못했기 때문에 몸속의 대사를 높여서 수분을 소비하려는 메커니즘이 작동한 것입니다. 즉, 체온이 1℃ 상승하면 신진대사가 약 12%, 맥박이 10회 정도 상승하는데, 이는 다시 말해서 당신의 몸 안에서 맥박을 올려 대사를 좋게 만들려고 빈맥이나 부정맥이 발생했다는 뜻입니다.

이렇듯 모든 증상은 수분의 과잉(수독)이 원인인데 오히려 더 많은 수분을 섭취하여 몸과 위의 점막을 차갑게 만들고(위 점막의 혈행이 나빠진다), 더구나 위궤양이 생긴 곳에 혈액이 굳지 않게 하는 약까지 복용했으니 몸이 견딜 수 없게 되어 결국 출혈이 멈추지 않고 피를 토한 것입니다.”

나의 설명에 ○○씨의 얼굴은 점점 밝아졌고 모든 상황을 이해하겠다고 했다. 나는 ○○씨에게 수분을 배설하는 복령과 백출, 혈행을 좋게 하는 계피로 만든 영계출감탕을 처방하였다. 그리고 아침에는 당근사과주스(150쪽 참조)와 생강홍차(221쪽 참조), 낮에는 메밀국수, 저녁은 일반적인 식사를 하라고 했다. 그리고 골고루 먹는 것도 좋지만, 우선은 수분을 많이 섭취하지 않고 여분의 수분을 배설할 수 있는 기본식을 지시했다. 물론 갈증이나 공복을 느낄 때는 생강홍차를 마음껏 마시게 하였다.

○○씨가 나의 처방을 실행한 그 날부터 소변이 놀랄 정도로 잘 나오게 되었고 땀의 배출도 원활해졌다. 그러자 다리의 붓기가 없어졌으며, 동시에 체중도 점점 줄어들어 3개월 후에는 원래 체중인 53kg으로 돌아왔다. 이 단계가 되자 한방약은 중지했다. 그리고 그

후 3년간 녹내장, 메니에르증후군, 부정맥의 발작이 전혀 나타나지 않았고 지금은 쾌적하게 생활하고 있다.

만일 당신이 ○○씨처럼 빈맥과 부정맥으로 고통받고 있다면 다음 방법 중 1~2개를 골라 시도해본다.

●● 알륨(백반) 성분의 음식

파, 부추, 마늘, 양파 같은 알륨 성분이 함유된 채소는 발한, 이뇨, 강심 작용이 있으므로 자주 먹는 것이 좋다. 또 염교(락교)를 매일 4~5알 먹으면 좋다.

●● 삶은 팥

삶은 팥(234쪽 참조)을 먹는다.

●● 생주스

양파에는 강심, 이뇨 작용이 있다. 당근 2.5개(약 500g)와 양파 1개(약 100g)을 주서로 갈아서 마신다.

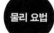 ## 수분 배설과 목욕

필요 이상의 수분을 섭취하는 것을 멈추고 배설에 힘쓴다. 즉, 이뇨와 발한을 촉진할 수 있도록 산책과 운동을 충분히 하고 생강목욕(230쪽 참조), 소금목욕(230쪽 참조)을 자주 한다.

07 _ 불면증

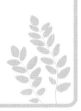

불면증은 극도로 잠들기가 어렵거나 얕은 잠이 반복되는 병으로 동양의학에서는 냉기와 물이 원인이라고 본다. 따라서 일반적으로 냉성 체질인 사람 중에서 불면증을 호소하는 경우가 압도적으로 많다. 특히 새벽녘만 되면 각성하는 유형의 불면증이 있는데, 이는 새벽에 체온이 낮아지니 그대로 잠들어버리면 병이나 죽음이 찾아올 가능성이 있다는 걸 몸이 스스로 느껴 잠이 깨는 것이다.

따라서 몸 안에 남은 수분을 버리고 혈행을 좋게 만들어 몸을 따뜻하게 만드는 작용을 하는 영계출감탕을 복용하면 불안이나 불면이 싹 가시게 된다.

불면증이 있다면 다음 방법 중 1~2개라도 좋으니 자신이 할 수 있는 것을 시도해본다.

식사 요법

●● 들깻잎 + 생강차

들깻잎을 넣은 생강차이나 들깻잎과 파를 넣은 따뜻한 수프를 자기 전에 마시면 발이 따뜻해져서 숙면을 취할 수 있다.

≫ **만들기** : 파란 들깻잎 적당량을 불로 구워 잎이 바삭바삭해지면 손으로 비벼서 찻잔에 넣는다. 여기에 갈아놓은 생강을 거즈로 짜서 즙만 약 10방울을 넣는다. 뜨거운 물을 찻잔의 절반 정도까지 부어 마신다.

물리 요법

●● 충분한 활동

낮에 일이나 산책, 가벼운 운동을 충분히 하여 근육을 피곤하게 만들어 체온을 올려놓는다.

●● 잠들기 전 탕욕

잠들기 직전에 탕욕하여 몸을 따뜻하게 만든다. 사람은 체온이 내려가면서 깊은 잠에 빠지는데, 몸이 차가운 사람은 체온을 더 내릴 수가 없으므로 숙면을 취할 수 없다.

●● 양파 향, 생강 향

잠잘 때 양파 1~2개나 생강 1~2개를 얇게 저며서 접시에 늘어놓고 베개 위쪽에 둔다. 그러면 양파의 향기(황화합물)나 생강의 방향 성분(파르네솔, 시네올)이 코 점막이나 폐를 통해 흡수된 후 혈류를 타고 뇌세포에 도달하여 뇌신경을 진정시켜주고 숙면을 유도한다.

08 _ 우울증

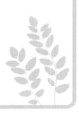

마음의 감기라고 불리는 우울증에 걸리면 면역력도 저하되고 노화가 촉진되며 암을 비롯한 여러 가지 병에 걸리기 시작한다. 그리고 망상에 빠져들어 위험해지고, 증상이 악화되면 자살을 시도할 정도로 무서운 병이다.

우울증 역시 차가움으로 인해 생기는 병이다. 그러니 몸을 따뜻하게 하고 기분을 좋게 해주는 방법을 이용하여 치료한다.

식사 요법

●● **양성 식품**

소금, 된장, 간장 같은 양성 식품(168쪽 참조)을 충분히 먹으면 치유의 원동력이 된다.

●● 생강, 들깻잎

들깻잎과 생강은 기분을 좋게 만들어 우울증을 잡아주는 작용이 있다. 따라서 생강차(220쪽 참조)나 생강홍차(221쪽 참조)를 자주 마시고, 들깻잎을 장아찌로 만들거나 튀겨서 먹으면 좋다. 들깻잎은 차로 마셔도 좋은데 방법은 다음과 같다.

>> **만들기(들깻잎차)** : 물 1컵에 들깻잎 약 10g을 넣고 물의 양이 절반으로 줄 때까지 끓인 후 하루에 3회씩 따뜻하게 마시면 좋다.

●● 붉은색 고기

붉은색 고기는 몸을 따뜻하게 해주니 우울증에 걸렸을 때 본능적으로 고기가 먹고 싶다면 마음껏 먹어도 좋다. 붉은색 고기에 포함된 아라키돈산은 뇌 안의 베타에탄올아민과 결합하면 아난다미드라는 황홀감과 도취감을 자아내는 물질로 바뀌어서 용기나 의욕이 생기게 한다.

 물리 요법 **체온을 높인다**

운동, 탕욕, 사우나를 해서 몸을 따뜻하게 한다.

09 _ 알레르기 증상

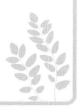

　서양의학에서는 꽃가루, 진드기, 먼지, 우유, 등 푸른 생선과 같은 알레르겐(항원)이 몸속에 들어오면 그 물질에 대한 항체(면역글로불린)와의 사이에 항원-항체 반응이 일어나며, 그 항원-항체 복합물이 비만 세포(천식, 고초열, 아토피성 습진 등의 즉시형 알레르기 반응을 유발하는 세포)를 자극하고 히스타민을 분비하게 해 알레르기 증상이 일어난다고 설명한다. 그러나 꽃가루, 진드기, 먼지 등이 몸 안에 들어와도 아무런 반응이 일어나지 않는 사람도 많은 것을 보면 그런 물질은 원인이 아닌 유인(誘因)이라고 보는 것이 옳다. 대표적인 알레르기의 증상을 나열해 보면 다음과 같다.

- **결막염** : 눈물
- **비염** : 재채기, 콧물
- **천식** : 물 같은 가래

● **아토피** : 습진

이 증상들은 몸 안에 있는 여분의 수분이 몸 밖으로 배출되는 대표적인 모습이다. 즉, 수독 현상이라고 할 수 있다.

내가 어렸을 때는 알레르기가 있는 아이들이 전혀 없었다. 그때는 청소기가 없었으니 지금보다 훨씬 먼지가 많고 삼나무도 흔했는데 말이다. 이를 미루어보면 현대인의 운동 부족과 지나친 수분 섭취가 몸 안에 수분을 고이게 하여 그 영향으로 알레르기성 질환이 증가하게 되었다는 것은 틀림없는 사실이다.

알레르기성 질환으로 고생하는 사람이라면 다음 방법 중 1~2개라도 좋으니 자신이 할 수 있는 것을 시도해본다.

식사 요법

●● **양성 식품**

염분을 비롯한 양성 식품(168쪽 참조)을 충분히 섭취하여 평소 체온이 36.5℃ 이상이 되게 노력한다.

●● **현미밥**

주식은 현미로 하는 것이 가장 좋으나, 만약 그것이 어렵다면 백미에 흑참깨소금(흑참깨와 소금을 9:1의 비율로 섞어 볶아서 빻아둔 것)을 뿌려서 먹는다.

●● 알룸 성분 음식

부추, 마늘, 파, 양파 등 알룸 성분이 있는 채소는 발한과 이뇨를 촉진해 수독을 개선해주고 항알레르기 효과도 있다. 닭간부추볶음, 부추달걀국(단, 달걀에 알레르기가 없는 사람만), 연근 요리도 항상 먹도록 한다.

●● 해조류

신진대사를 좋게 만드는 요오드를 포함한 톳과 같은 해조류도 항알레르기 작용을 한다.

●● 생강차, 생강홍차

생강차(220쪽 참조)나 생강홍차(221쪽 참조)를 하루에 2~3잔 이상 마셔 이뇨, 발한을 촉진하고 몸을 따뜻하게 한다.

●● 삶은 팥

삶은 팥(234쪽 참조)를 먹어 대소변을 원활하게 배설한다.

●● 목욕

생강목욕(230쪽 참조)이나 소금목욕(230쪽 참조)으로 몸을 따뜻하게 만들어서 땀을 낸다.

●● 충분한 활동

걷기(191쪽 참조)를 비롯한 운동, 육체노동을 통하여 발한·이뇨·체온 상승을 도모한다.

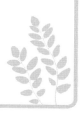

10 _ 숙취 또는 감마-GTP 수치가 높을 때

서양의학에서는 알코올의 대사 산물인 아세트알데하이드 때문에 숙취가 생긴다고 생각하는데 동양의학에서는 수독, 즉 물이 숙취의 원인이라고 생각한다.

냉-수-통의 삼각관계를 통해 알 수 있듯이 술을 많이 마시면 빈뇨, 두통, 설사, 구토 같은 수독 증상이 나타난다. 맥주의 93%, 정종이나 와인의 86%가 수분이라는 점을 생각하면 술을 많이 마시는 것은 수분을 무리하게 몸속에 집어넣는 행위라고 할 수 있다.

간 기능 검사의 하나인 감마-GTP 수치는 알코올 과잉 섭취의 지표가 된다. 정상 수치는 남자 60 이내, 여자 35 이내인데 건강검진에서 수치가 100 이상이 나오면 아마 의사가 "술을 지나치게 많이 드시는군요"라는 주의를 줄 것이다. 그런 말을 들으면 겸연쩍게 웃으면서 머리를 긁적이는 사람이 많다.

그러나 술을 한 방울도 입에 대지 않는 사람의 감마-GTP 수치가 높게 나올 때도 있다. 드물게는 담관(간에서 만들어진 쓸개즙을 옮기는 관의 일부)이나 췌장에 병이 생겨 감마-GTP 수치가 상승할 수도 있으나 이것은 서양의학으로는 설명할 수 없다.

나는 술을 마시지 않는데도 감마-GTP 수치가 높은 사람들을 오랜 시간 동안 관찰하였다. 그 결과 몸을 그다지 움직이지 않고 물, 차, 커피, 청량음료를 벌컥벌컥 들이마시는 사람들에게서 그런 경향이 보인다는 사실을 알게 되었다. 즉, 감마-GTP 수치가 높은 것은 술을 너무 마셔서가 아니라 수독 때문이다. 그래서 알레르기성 질환이나 류머티즘이 있는 사람(수독증) 중에서도 종종 감마-GTP 수치가 높게 나올 때가 있다.

따라서 숙취 예방이나 치료뿐 아니라 감마-GTP 수치가 높은 사람(의사로부터 술을 피하라는 주의를 받았는데도 매일 마시는 사람)의 개선을 위해서는 수독을 해결하는 것이 중요하다. 이런 사람들은 다음 방법 중 1~2개라도 좋으니 자신이 할 수 있는 것을 시도해본다.

식사 요법

●●● **삶은 팥**

삶은 팥(234쪽 참조)을 자주 먹어 수분 배출을 촉진한다.

●● **오이, 무**

오이에 천연소금을 발라서 먹거나 무를 갈아서 먹는다.

●● **생주스**

무는 담즙의 배설을, 오이는 배뇨를 돕는다. 만약 위 안에 고인 물이 많아 생주스를 마셔도 구토가 나온다면 사우나, 입욕, 걷기, 조깅 등으로 땀을 낸다.

》**만들기** : 당근 2개(약 400g), 사과 2/3개(약 200g), 무 또는 오이(100g)를 주서로 갈면 컵으로 약 2.5잔(480㎖)이 나오는데, 이를 마시면 된다.

●● **생강홍차, 매실 장아찌 엽차**

생강홍차(221쪽 참조)나 매실 장아찌를 넣은 엽차(221쪽 참조. 구토와 설사에도 효과적)로 이뇨를 촉진한다.

 사우나, 탕욕

생강목욕(230쪽 참조)이나 소금목욕(230쪽 참조)으로 몸을 따뜻하게 만들어서 땀을 낸다.

몸과 병에 대한
올바른 시각을 선물해준 책

이시하라 유미 박사는 일본에서 이미 '생강' 열풍을 불러일으키고 '소식으로 자연치유력을 증강시킬 수 있다'는 주장을 해 많은 인기를 모으고 계신 분이다. 그의 저서들이 40권 가까이 번역되어 나온 우리나라도 예외가 아니다. 나 역시 이시하라 박사의 명성을 알고 있었던 터라 한 단어 한 단어 우리말로 옮기는 데 심혈을 기울였다.

이 책의 주제를 한 마디로 요약하면 '자연치유력을 키워 병을 스스로 진단하고 치유하라'라고 할 수 있다. 이 말은 '병을 스스로 진단하고 치유하는 자연치유력을 키워라'로 이해해도 되는데, '자연치유력'과 '자신의 병을 스스로 진단하고 치유하는 것'은 닭이 먼저냐 달걀이 먼저냐 하는 것과 같은 맥락이기 때문이다.

서양의학 전공자인 이시하라 박사가 이런 주장을 하는 이유는 의료기술이 첨단화되고 의사의 수가 늘어나고 있음에도 암, 고혈압, 당뇨 등의 질병이 전혀 줄어들지 않는 현실에 회의를 느꼈기 때문이라고 생각한다.

이는 비단 일본만의 이야기가 아니다. 우리나라 역시 의료기술이 눈부시게 발전하고 의사가 될 수 있는 관문은 예전에 비해서 많이 넓어졌지만 20년 전이나 지금이나 한국인의 사망 원인에서 부동의 1위를 차지하는 것은 단연 암이고 뇌혈관질환, 심장질환, 자살, 당뇨병, 교통사고가 그 뒤를 잇고 있다.

서양의학에서 암을 정복하기 위해 다각적으로 연구를 하고 있음에도 불구하고 암으로 인한 사망률이 가장 높다는 사실, 그리고 의학이라는 학문이 시간이 갈수록 진화하는 것에 질세라 새로운 병명의 질병들이 지속적으로 등장하는 지금의 상황을 보면 서양의학만 맹신하는 자세에서 탈피할 필요가 있지 않느냐 하는 생각이 저절로 든다.

그런 점에서 이시하라 박사는 몸과 병에 대한 동양의학적인 접근이 필요하다고 말한다. 서양의학은 몸의 어느 한 곳에 이상 증상이 나타나면 장기, 세포, 세포 내 핵의 유전자를 따로따로 파헤쳐서 증상과 관련이 있는 세균, 바이러스, 병원균 등을 발견해 제거하는 식으로 병을 치료하는데, 그렇게 하면 세포 단위에서는 성과를 거둘지 몰라도 그 병이 근본적으로 치유되었다고는 장담할 수 없다는 것이다. 이렇게 되면 결국 재발의 위험성을 항상 가지고 있는 셈이다.

그렇기 때문에 몸의 어느 한 곳이 나빠졌다면 왜 나빠졌는지 그 근본 원인을 살펴보는 동양의학적인 접근이 필요하다고 이시하라 박사는 말한다. 우리 몸은 하나하나 분해해서 이해할 수 있는 대상이 아니다. 인간의 몸을 소우주, 유기체로 보고 몸에 나타난 증상을 통합적으로 살펴야 한다. 더불어 암도 '반드시 제거해야 할 존재'가 아니라 '혈액의 오염을 정화시키는, 몸 전체의 입장에서 고마운 장치'라고 보고 치료해야 한다고 이시하라 박사는 주장을 한다.

또한 이시하라 박사는 자연치유력을 높이는 생활 처방도 자세히 지도하고 있다. 그가 가장 중요하게 여기는 것은 소식(小食), 생강차와 생강홍차, 탕욕, 운동, 사람들과 어울려 사는 긍정적 생활이다. 이는 모두 체온을 높이고 혈액을 깨끗하게 해 활기차게 오래 살 수 있는 자연요법으로서, 그가 세계적 장수마을을 탐방하며 내린 장수의 비결이기도 하다.

이렇듯 서양의학, 동양의학, 자연요법을 두루 섭렵해온 이시하라 박사는 보통 병원에서 듣는 이야기와는 정반대되는 이야기를 하기도 한다. 예를 들어 고혈압 치료에 있어 염분 섭취량을 무조건 줄이거나 혈압약을 복용하는 것이 정답은 아니라고 한다. 필요 이상의 물을 마시면 수독을 일으켜 오히려 건강을 해치니 체질에 맞게 섭취하라고 말한다. 또한 열이 나면 해열제로 열을 내리지 말라고 조언한다. 이런 조언들은 한마디로 '인간이 생래적(生來的)으로 가지고 있는 면역력 자체를 키워주는 지혜'인 것이다.

그렇다고 해서 동양의학이 모든 해결책이라고 주장하는 것은 물론 아니다. 동양의학과 서양의학이 적용될 수 있는 영역이 다르다는 것을 분명하게 전제한다. 그리고 이 둘을 조화롭게 적용시켜야 비로소 인간 본연의 수명인 125세를 다 누릴 수 있다고 한다.

이 책의 번역이 끝날 무렵, 한국인의 사망률에서 자살로 인한 사망률이 당뇨병이나 교통사고보다 높다는 사실을 알게 되었다. 여전히 암으로 인한 사망률이 높고, 현란할 정도로 복잡한 이름의 병들이 존재하는 이 사회에 자살로 인한 사망률이 높다는 것은 몸의 병뿐만 아니라 마음의 병도 함께 진화했다는 증거일 것이다.

이러한 마음의 병에도 이시하라 박사의 장수요법과 그에 따르는 생활 처방이 특효를 발휘할 것이라는 생각이 든다. 항상 커피를 입에 달고 살다가 이 책을 번역하면서는 생강홍차를 마시기 시작했는데, 얼마 지나지 않아 몸의 변화와 더불어 정서적으로도 안정감을 맛보게 된 경험이 그 근거이다. 이런 경험을 통해서, 몸이 따뜻해지면 몸의 치유는 물론 마음의 치유도 같이 이루어진다는 귀중한 사실을 알게 되었다.

이 책에서 알려주는 생활의 지혜를 익히면 몸은 물론 마음까지 건강한 '진정한 장수'를 할 수 있을 것이다. 부디 이 책을 통해 자신의 몸을 제대로 바라보고 마음까지도 따뜻하게 어루만질 수 있는 계기를 마련하였으면 한다.

박현미

옮긴이 _ 박현미

고려대학교 일어일문학과와 대학원(근대문학 전공)을 졸업하고 고려대학교 교양일본어 강사를 역임했다. 해양연구소, 세종연구소의 번역연구원을 거치면서 자연과학과 사회과학에 대한 지식과 경험을 쌓아 지금은 다양한 분야의 일본 서적을 우리말로 옮기는 작업을 하고 있다. 번역한 책으로는 《3분 요가》, 《아기를 돌처럼 재우는 100가지 비결》, 《환경담당자 업무 길라잡이》, 《시튼 탐정 동물기》, 《스위치를 누를 때》, 《도전하는 30대 공부하라》 등이 있다.

내 몸이 보내는 이상신호가 나를 살린다

개정판 1쇄 발행 | 2018년 9월 17일
개정판 4쇄 발행 | 2024년 4월 19일

지은이 | 이시하라 유미
옮긴이 | 박현미
펴낸이 | 강효림

편 집 | 곽도경
디자인 | 채지연

용지 | 한서지업㈜
인쇄 | 한영문화사

펴낸곳 | 도서출판 전나무숲 檜林
출판등록 | 1994년 7월 15일·제10−1008호
주소 | 10544 경기도 고양시 덕양구 으뜸로 130
위프라임 트윈타워 810호
전화 | 02−322−7128
팩스 | 02−325−0944
홈페이지 | www.firforest.co.kr
이메일 | forest@firforest.co.kr

ISBN | 979−11−88544−17−2 (13510)

인간의 건강한 삶과 문화를 한권의 책에 담는다

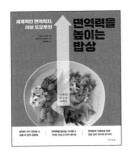

면역력을 높이는 밥상

면역력을 높일 수 있는 생활 속 면역 강화법과 식사법을 소개한 면역 강화 지침서. 각종 질병과 스트레스, 환경오염 속에서 면역력을 높이고 건강을 지키는 방법을 자신의 임상경험을 바탕으로 쉽고 구체적으로 소개한다. 면역력을 높이는 일주일 식단과 일상생활에서 자주 먹는 식품으로 면역력을 높이는 방법을 알려주고 이들 식품을 이용한 레시피도 담았다.

아보 도오루 지음 | 겐미자키 사토미 요리 | 윤혜림 옮김 | 308쪽

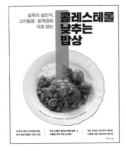

콜레스테롤 낮추는 밥상

의사와 셰프가 만든 맛있는 요리로 시작하는 콜레스테롤 감소 작전! 고지혈증, 동맥경화 등 콜레스테롤 수치가 높은 환자라도 자신이 먹고 싶은 음식을 마음껏 먹으면서 콜레스테롤 수치를 낮출 수 있는 방법을 제시한 건강 요리서이다. 콜레스테롤에 대한 전반적인 지식은 물론이거니와 고지혈증, 동맥경화에 대한 심도있는 의학정보도 담겨 있다.

나카야 노리아키 감수 | 이시나베 유타카, 다구치 세이코 요리 | 윤혜림 옮김 | 296쪽

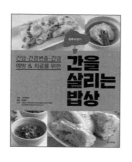

간을 살리는 밥상

간 질환의 증상, 진단, 치료법에 대한 정확하고 체계화된 정보를 제공해 생활 속에서 스스로 간을 보호하기 위해 무엇을 어떻게 해야하는지를 알려준다. 매일 먹는 식사로 '간을 살릴 수 있는 레시피' 107가지를 수록하고 간을 튼튼하게 하는 건강식도 소개한다. 간 기능을 강화하는 경혈 자극법과 운동법, 기타 다양한 생활요법들도 소개되어 있다.

주부의벗사 편저 | 이동수, 김기욱 감수 | 윤혜림 옮김 | 284쪽

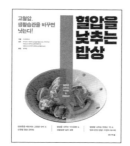

혈압을 낮추는 밥상

고혈압에 대한 매우 종합적이고 구체적인 치료 가이드. 고혈압 환자의 식생활 개선을 위한 고혈압에 좋은 영양소 11가지와 저염식 실천 요령, 고혈압에 좋은 식품 & 조리 레시피, 저염식단 및 저염도시락을 싸는 방법까지 알려주고 있다. 또한 혈압을 효율적으로 조절하는 고혈압 상식과 생활 속 상황별 혈압 관리법과 합병증을 예방하는 생활습관도 함께 소개한다.

주부의벗사 지음 | 아타라시 케이치로 감수 | 백태선, 양현숙 감수 |

윤혜림 옮김 | 304쪽

전나무숲 건강편지를
매일 아침, e-mail로 만나세요!

전나무숲건강편지는 매일 아침 유익한 건강 정보를 담아 회원들의 이메일로
배달됩니다. 매일 아침 30초 투자로 하루의 건강 비타민을 톡톡히 챙기세요.
도서출판 전나무숲의 네이버 블로그에는 전나무숲 건강편지 전편이 차곡차곡
정리되어 있어 언제든 필요한 내용을 찾아볼 수 있습니다.

http://blog.naver.com/firforest

'**전나무숲 건강편지**'를 **메일로 받는 방법** forest@firforest.co.kr로 **이름**과 **이메일 주소**를
보내 주세요. 다음 날부터 매일 아침 건강편지가 배달됩니다.

유익한 건강 정보,
이젠 쉽고 재미있게 읽으세요!

도서출판 전나무숲의 티스토리에서는 스토리텔링 방식으로 건강 정보를 제공
합니다. 누구나 쉽고 재미있게 읽을 수 있도록 구성해, 읽다 보면 자연스럽게
소중한 건강 정보를 얻을 수 있습니다.

http://firforest.tistory.com

스마트폰으로 전나무숲을 만나는 방법

네이버 블로그　　　다음 티스토리